Für die Tiere –

in tiefstem Dank für Eure aufrichtige Liebe
und hingebungsvolle Unterstützung.
Ohne Euch
wäre ich lange verloren.

Heilbehandlungen für Dich und Dein geliebtes Tier

Erinnere Dich an Deine verborgenen Fähigkeiten

by
Antonia Katharina Tessnow

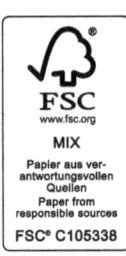

Bibliografische Information der Deutschen Nationalbibliothek:
Die Deutsche Nationalbibliothek verzeichnet diese Publikation in der
Deutschen Nationalbibliografie; detaillierte bibliografische Daten
sind im Internet über http://dnb.dnb.de abrufbar.

TWENTYSIX – Der Self-Publishing-Verlag
Eine Kooperation zwischen der Verlagsgruppe Random House und
BoD – Books on Demand

Herstellung und Verlag:
BoD – Books on Demand, Norderstedt

ISBN: 978-3-740-73567-8

Autor: Antonia Katharina Tessnow
   Bolonka Zwetna aus dem Alten Jagdhaus

Inhalt:

***

Alle Geschöpfe der Erde
lieben, leiden und sterben wie wir,
also sind sie uns gleichgestellte Werke
des allmächtigen Schöpfers -
unsere Brüder.

Franz von Assisi

***

Heilbehandlungen für Dich und Dein geliebtes Tier

Die Tiere sind meine große Liebe. Mein Weg zu einem Leben mit ihnen war jedoch weit. Er begann in einer Mietwohnung in einem Häuserblock in Berlin, führte über diverse Ausbildungen und Studiengänge, die für mich die einzige Möglichkeit schienen, irgendwann einmal der Stadt entrinnen zu können; er führte mich durch viele Jahre harte Arbeit, wiederholten Versuch und Irrtum, durch mehrere Länder und erst am Ende ins Alte Jagdhaus, in die Mecklenburgische Schweiz. Es war meine Sehnsucht, die mich durch die langen Jahre meiner Ausbildungen trug und die mir immer wieder meine große Hoffnung vor Augen führte, mich eines Tages ganz den Tieren widmen zu dürfen.

Heute lebe ich mit meinem Hunderudel gemeinsam in der ländlichen Idylle, ein Glück, von dem ich nicht zu träumen gewagt hätte. Da ich nicht auf dem Land aufgewachsen bin - und wie gern wäre ich das! - waren meine vielen Studiengänge mein Sprungbrett in mein heutiges Leben. Mein großer Wunsch ist es, Dich an meiner Welt teilhaben zu lassen - nicht, indem ich Dich belehre - sondern indem ich Dir helfe, Dich daran zu erinnern, wer Du wirklich bist und was für unglaubliche Fähigkeiten in Dir wohnen.

Ich hatte das große Glück, vielen fähigen Kursleitern, weisen Menschen, guten Ausbildern und lehrreichen Erfahrungen begegnet zu sein. Mit ihrer Hilfe haben sich über die Jahre hinweg ganz individuelle heilenergetische Prozesse entwickelt, über die ich in den folgenden Kapiteln schreibe - in dem Versuch, Dir Fähigkeiten nahe zu bringen, die in jedem von uns wohnen - ob entdeckt oder unentdeckt, ob ans Licht geholt oder noch im Unbekannten schlummernd.

Jede Heilbehandlung für ein anderes Wesen bedeutet immer auch Heilung für Dich selbst. Jede Heilsitzung, jeder energetische Prozess, jedes herz-offene Zugewandt-sein für eine leidende, eine hilfesuchende, eine bedürftige Seele, bringt Dir ebenfalls Heilung. Und zwar in genau dem selben Maße, in dem Du Dich für die heilende Energie öffnest und sie durch Dich hindurch fließen lässt.

Niemand von uns heilt, und doch sind wir alle Heiler füreinander. Niemand bringt heilende Energie aus sich selbst hervor, und doch ist es uns möglich, uns selbst als Kanäle für heilende, kosmische Energie zur Verfügung zu stellen und diese durch uns fließen zu lassen - wohin und zu wem auch immer.

Möge Dich dieses Buch erinnern. Erinnern daran, dass Du eine ewig lebende Seele bist; dass Du ein Teil dieses Universums bist, ein Teil dieser Schöpfung, die in jedem Augenblick geschieht und an der Du die große Ehre hast, mitzuwirken.

Mögest Du Dich daran erinnern, dass Du alles in Dir trägst, was zur Heilung Deines Lebens und der Leben anderer gebraucht wird. Mögest Du Dir gewahr werden, dass das Leben *für* Dich ist, und nicht gegen Dich; dass das Leben schon immer *für* Dich und Dein größt-mögliches Seelen-Heil war und alles, was geschah, Dich immer tiefer mit Dir selbst verband und es immer weiter tun wird - bis Du Dich erinnerst, daran, das Licht der Welt zu sein. Dann endlich wirst Du alles, was Du jemals suchtest, in den Tiefen Deiner Seele finden und sehen, dass es schon immer dort verborgen lag.

Möge die endlose Ewigkeit, aus der alles kommt und in die alles geht, für immer in Deinem Bewusstsein mit Dir sein und Dir Schutz und Kraft geben - für Dich und für alle anderen, die das große Glück haben, Dir im Laufe Deines kurzen Erden-Abenteuers begegnen zu dürfen.

***

Most of us have forgotten
that we are nature.
Nature is not something separate from us.
So when we say,
that we have lost our connection to nature,
it means that we have lost our connection to ourselves.

Andy Goldsworthy
Autor und Künstler

***

Die meisten von uns haben vergessen,
dass wir Natur sind.
Die Natur ist nichts von uns Getrenntes.
Wenn wir also sagen,
wir hätten die Verbindung zur Natur verloren,
bedeutet das,
dass wir unsere Verbindung zu uns selbst verloren haben.

***

Wer oder was sind wir?

Wir bestehen zu 99,99999999 % aus luftleerem Raum. Aus 'Nichts'. Aus dem großen Raum, aus dem auch das Universum ist, das sich bis in die Unendlichkeit erstreckt. Dagegen bestehen wir lediglich zu 0,00000001 % aus scheinbar fester Substanz. Würde man uns auf unsere feste Substanz zusammenschrumpfen, indem man einfach die 99,99999999 % universellen Raum herausnimmt, müsste man uns mit der Lupe suchen, so klein wären wir. Wenn wir also zu einem so großen Teil aus 'Nichts' bestehen, und unsere eigentliche Substanz nur einen so geringen Prozentsatz ausmacht, hat dann nicht der 'luftleere', der mit reiner Energie gefüllte, der unsichtbare, uns unbekannte Raum, eine viel größere Auswirkung auf unser Leben, als die eigentliche Substanz?

Das Leben ist dem Menschen seit je her ein Rätsel. Niemand unserer heutigen Hochkultur ist im Stande, Leben wirklich zu erklären. Wir können lediglich Mutmaßungen anstellen, die wir aus den Ergebnissen irgendwelcher Experimente schließen und von den Reaktionen etwaiger Teilchen abzuleiten vermögen. Doch wirklich wissen, was Leben ist, tun wir nicht.

Was wir allerdings wissen ist die Tatsache, dass Materie eine Form von Energie ist und größtenteils aus masseleerem Raum besteht. Beispiel Wasserstoff-Atom: *Könnten wir ein Atom um das 1000-billionenfache vergrößern, dann hätte der Atomkern einen Durchmesser von ca. 1,7 Metern. In etwa 50 Kilometern Entfernung würde dann ein höchstens 0,1 Millimeter großes Elektron den Atomkern 'umkreisen'.*

Doch was bedingt die Materie und ihre kleinsten Bestandteile, die Teilchen? Eine Metapher: Ein Gitarrist zupft in einer großen Kathedrale eine Saite seines Instrumentes an. Es entsteht Klang. Es entsteht ein Klang, der die ganze Kirche ausfüllt, bis in die letzten Winkel ihres Raumes. Physiker gehen heute davon aus, dass sich im Innersten eines jeden Teilchens eine Form der Frequenz befindet, die Schwingungen erzeugt, und die weit, weit außen eine Art Hülle erschafft - was wir dann in millionenfacher Vergrößerung als Bestandteil eines Atomes messen können. Ähnlich dem Anzupfen einer Gitarrensaite, die einen Ton erzeugt, der im ganzen Raum zu hören ist, wird also im tiefsten Innern eines jeden Teilchens eine Frequenz erzeugt, dessen Manifestation in Form der äußeren Hülle eines jeden Bestandteilchens in Erscheinung tritt.

Die Relation zwischen dem Moment der Entstehung der Frequenz - in unserem Beispiel dem Anzupfen der Gitarrensaite - und der äußeren Hülle eines Teilchens, welches durch diese Frequenz bedingt wird und praktisch die Manifestation dieser Frequenz ist, ist die selbe Relation eines Atoms zum gesamten Sonnensystem.

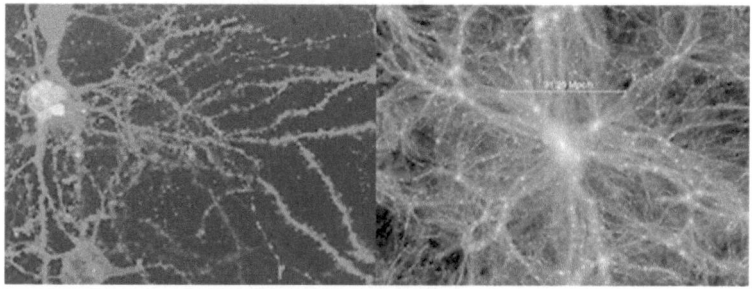

Links: *Die Nervenzelle einer Maus*

Rechts: *Die Masseverteilung in einer 2 Lichtjahre durchmessenen Region im Universum*

Quelle: *sein.de - das Universum ist ein riesiges Gehirn - die fraktale Realität*

Wenn der tiefste Grund, der ein Teilchen bedingt, aus denen wir alle bestehen, eine Frequenz ist, kann man diese Frequenz dann selbst beeinflussen? So wie der Gitarrist beeinflussen kann, welch einen Ton er anschlägt? Welch eine Frequenz er in den Raum entlässt?

Können wir Einfluss nehmen auf die Schwingungen, die sich am Ende manifestieren und im Weiteren uns selbst ausmachen?

***

Dr. Joe Dispenza schreibt dazu in seinem Buch *Du bist das Placebo, Bewusstsein wird Materie:*

Je näher sich die Quantenphysiker die immer kleineren Aspekte eines Atoms anschauten, beispielsweise die Bestandteile des Atomkerns, desto weniger klar umrissen wurde das Atom, bis es schließlich ganz verschwand. Wie sie uns sagen, scheinen Atome aus 99,99999999 % leerem Raum zu bestehen, doch dieser Raum ist in Wirklichkeit gar nicht leer, er ist Energie. Genauer gesagt besteht er aus einem riesigen Spektrum an Energiefrequenzen, die eine Art unsichtbares, zusammenhängendes Informationsfeld bilden. Wenn also jedes Atom zu 99,99999999 % aus Energie bzw. Information besteht, besteht auch das Universum und alles in ihm, egal wie fest diese Materie uns erscheinen mag, im Wesentlichen einfach aus Energie und Informationen. Das ist eine wissenschaftliche Tatsache.

Atome enthalten ein winziges Bisschen Materie, doch bei dem Versuch, diese Materie zu erforschen, entdeckten die Quantenphysiker etwas wirklich Seltsames: Subatomare Materie in der Quantenwelt verhält sich überhaupt nicht so, wie die Materie, mit der wir es zu tun haben. Sie hält sich nicht an die Gesetze der Newtonschen Physik, sondern scheint viel mehr ein bisschen chaotisch und unberechenbar zu sein und ignoriert die Grenzen von Raum und Zeit.

***

***

Auf der subatomaren Quanten-Ebene ist Materie in Wirklichkeit ein vorübergehendes Phänomen. In einem Augenblick ist sie da, dann verschwindet sie. Sie existiert nur als Tendenz, als Wahrscheinlichkeit, bzw. Möglichkeit. Auf der Quantenebene gibt es absolut nichts Physisches.

Weiter fanden die Wissenschaftler heraus, dass sie durch beobachten von subatomaren Materie-Partikeln deren Verhalten beeinflussen bzw. verändern konnten. Diese Partikel sind deshalb mal hier und mal verschwunden, und sie kommen und gehen ständig, weil sie in Wirklichkeit gleichzeitig in einem unendlichen Spektrum an Möglichkeiten bzw. Wahrscheinlichkeiten existieren. Erst, wenn ein Beobachter seine Aufmerksamkeit auf ein beliebiges Elektron bzw. dessen Position fokussiert, erscheint das Elektron tatsächlich an dieser Stelle. Kaum schaut er weg, verschwindet die subatomare Materie und wird wieder zu Energie.

Gemäß diesem Beobachter-Effekt kann physische Materie erst dann existieren, bzw. sich manifestieren, wenn wir sie beobachten; d.h. solange wir auf sie achten und unsere Aufmerksamkeit auf sie richten. Sobald wir das nicht mehr tun, verschwindet sie und kehrt dorthin zurück, woher sie gekommen ist.

***

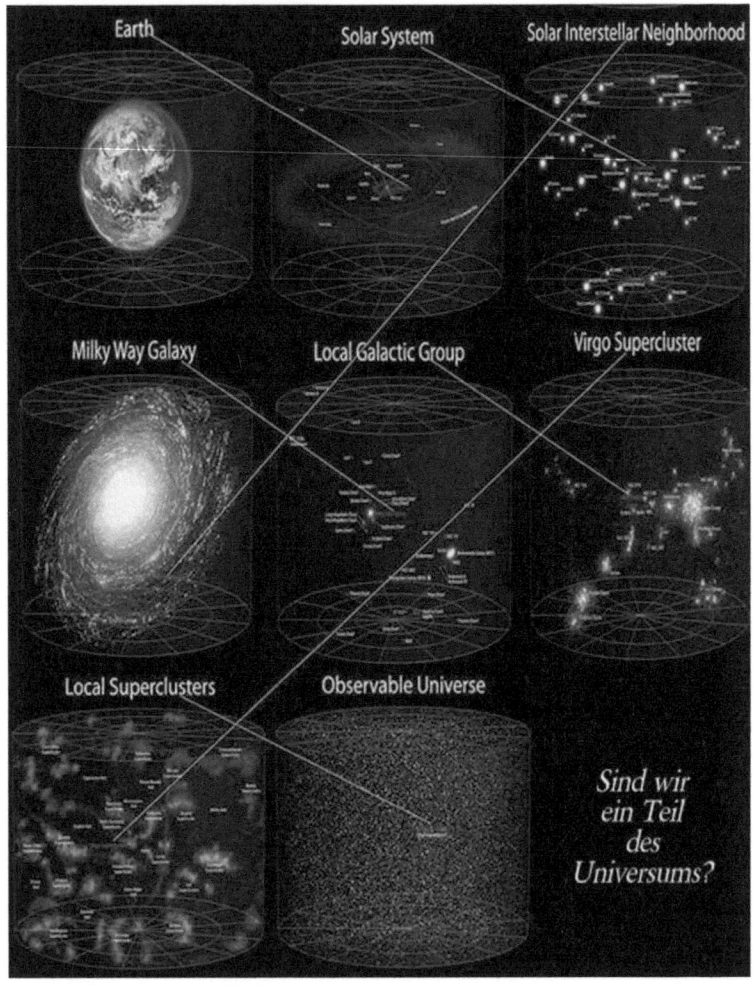

Was ist eigentlich die Substanz? Die Materie? Und was ist in dem großen 'Nichts', welches uns ausmacht?

Der Placebo-Effekt

Ein bekanntes Phänomen, welches heute umfassend von eben diesen Wissenschaftlern und Physikern untersucht wird, die darauf gestoßen sind, dass wir manifestierte Frequenzen sind, ist der Effekt des Placebo.

Durch Zuckerkügelchen, inhaltslose Tabletten, Schein-Operationen, bei denen der Patient lediglich narkotisiert und ein Schnitt gemacht, jedoch keine Operation durchgeführt wird, und durch Injektionen mit einfacher Kochsalzlösung, werden bahnbrechende Ergebnisse erzielt, die grundlegenden Einfluss auf den Verlauf der Gesundung eines Menschen haben können.

Nicht nur die Wirkungen eines Medikamentes, sondern auch sämtliche Nebenwirkungen treten beim Verabreichen eines Placebos in manchen Fällen vollumfänglich auf, obwohl eigentlich *'gar nichts passiert'* ist. Aber dennoch ist etwas passiert. Doch was?

Nicht der Körper des Menschen wurde durch eine Substanz beeinflusst, sondern der Geist: Durch den Glauben an die Wirkung der zu sich genommenen Substanz, der durchgeführten Operation, der verabreichten Injektion.

Das bedeutet, dass der Körper sich nicht nur selbst heilen kann, sondern dass irgendeine Instanz *in uns selbst* sogar genau weiß, *wie* einzelne Krankheitsbilder geheilt werden.

Demnach können wir alle sehr wohl Einfluss nehmen auf die Schwingungen, die sich am Ende manifestieren und im Weiteren uns selbst ausmachen. Kurz gesagt: Auf die Teilchen, aus denen wir bestehen. Also auf unseren Körper.

Heilung ist demnach möglich. Der Geist, die Emotionen, unser gefühlter Zustand, unser inneres Lebenserlebnis, spielt dabei eine entscheidende Rolle. Die Frequenz, auf der wir schwingen, hat grundlegende Auswirkungen auf unser gesamtes Dasein, ja sie *bedingt* die Teilchen, schafft die Atome, formt unseren Körper.

Der unendliche Raum durchdringt also nicht nur alle Materie, sondern die Materie *ist* die manifestierte Erscheinung von Frequenzen, die sich im Raum befinden.

Die Unendlichkeit, das ewig Unfassbare, das nicht-erklärbare Mysterium, das manche Menschen mit dem Begriff 'Gott' umschreiben, die 99,99999999 % *'Nichts'*, sind *keine* Illusion, sondern der wesentliche Teil unserer Realität, die uns ausmacht.

Das Universum besteht aus unendlichem Raum, in dem sich die in Schwingung versetzten manifestierten Frequenzen befinden, die je nach 'angeschlagenem Ton' schwingen und je nach Frequenz ihre Erscheinung zeitigen.

Vor diesem Hintergrund bekommt der Satz aus dem Evangelium des Lukas *'Denn sehet, das Reich Gottes ist inwendig in Euch'* noch einmal eine ganz neue Bedeutung. Gott, um an dieser Stelle dem leeren Raum einen Namen zu geben und bei dieser Terminologie zu bleiben, lebt demnach in jedem Wesen; in jeder Pflanze, in jedem Tier, in jedem Menschen. Ja, jegliche Daseinsform ist ein Ausdruck einer im Raum erzeugten Schwingung, die Aus-wirkung eines Impulses, der in den Raum gestellt wurde und von dem niemand weiß, woher er jemals kam.

Das große Mysterium des Lebens liegt nicht nur direkt vor uns, sondern *wir sind* das große Mysterium; wir tragen das Universum in uns. Wir können mit unserem Bewusstsein die Unendlichkeit des Raumes durchfluten, Stimmungen lenken, erzeugen und erleben; Dinge erschaffen, kreieren und formen; Neues in die Welt bringen, aus uns selbst heraus Gedankenpaläste erzeugen und uns tiefster Dankbarkeit öffnen - wenn wir denn wollen.

Der Kosmos hat uns das große Geschenk des Lebens zuteilwerden lassen und es uns zur Verfügung gestellt, um es nach unseren Möglichkeiten und zum höchsten Wohle aller Lebewesen zu formen. Täglich dürfen wir das Wunder der Existenz erschauen und können diese schier unfassbare Wahrheit unseres Lebens nur erahnen, uns ihr hingeben und uns täglich neu beschenken lassen; von Gott. Denn wir sind ein Teil davon.

***

Humans have super-powers.
The Placebo-Effect
is one of the strangest and least understood phenomenons.
This effect is proof
that we are capable
of healing ourselves of sickness and disease
simply by believing
that we are cured.

Connecting Consciousness

***

Menschen haben Super-Kräfte.
Der Placebo-Effekt
ist eines der seltsamsten
und am wenigsten verstandene Phänomene.
Dieser Effekt ist der Beweis,
dass wir dazu in der Lage sind,
uns selbst von Krankheit und Unwohlsein zu heilen,
einfach indem wir daran glauben,
geheilt zu sein.

***

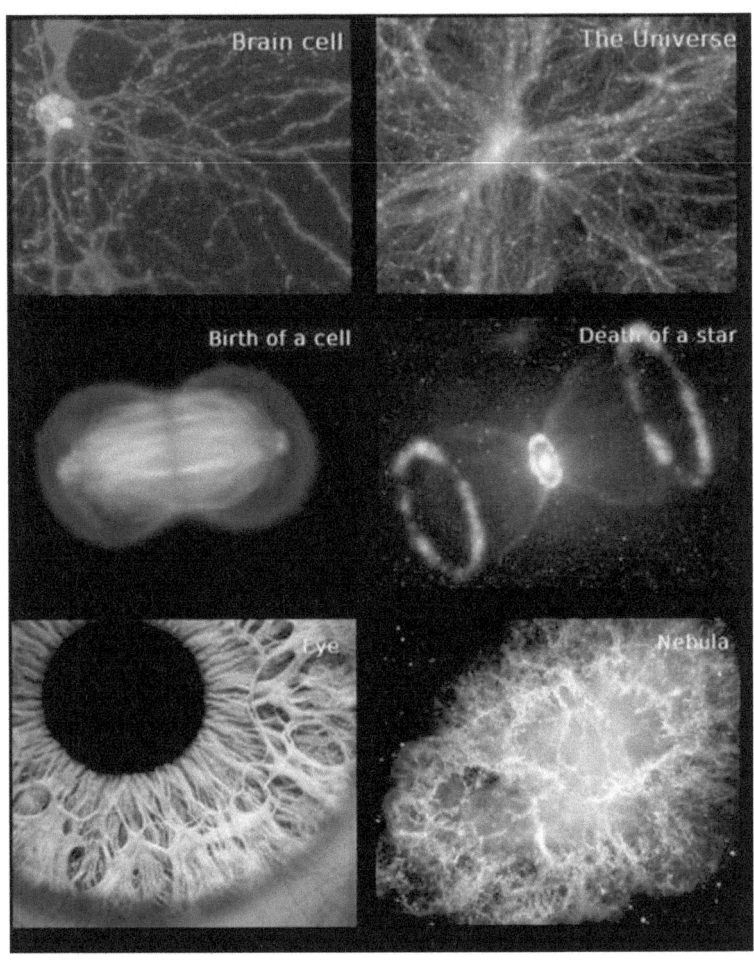

Was, wenn 'Gott' eine Metapher für das Universum ist und wir tatsächlich nach seinem Bilde erschaffen sind?

Wirken wir aufeinander ein?

Als Teil dieses Kosmos', als individuelle Ausdrücke universeller Energie, als manifestierte Frequenzen - können wir aufeinander einwirken?

In wie weit wir mit unserer Einstellung, unseren Gefühlen, unserer Absicht, ja unserer *Frequenz*, auf der wir schwingen, aufeinander einwirken können, zeigen die Experimente von Masaru Emoto, so wie die Experimente von Cleve Backster sehr eindrücklich und anschaulich.

Masaru Emoto spezialisierte sich auf Experimente mit Wasser. Er frequentierte, 'beschallte', Wasser mit Gebeten, die er für Wasser in abgefüllten Behältern, aber auch für Wasser in Seen und Flüssen sprach. Er nutzte sogar einfache Aufkleber, die er mit unterschiedlichen Worten auf Wasserflaschen und Wasserbehälter klebte. Nach etwas 'Einwirkzeit' wurden einzelne Wassermoleküle schock-gefrostet. Unter dem Mikroskop konnte er so nachweisen, dass pure Gedanken, Gefühle, gute Wünsche, Gebete und reine Absichten, die wir denken, fühlen und äußern, die Struktur des Wassers wesentlich beeinflussen.

Quellen und weiterführende Tipps:

Vortrag: Quantenphysik, Bewusstsein, Unbewusstsein und Realität von Dr. rer. nat. Ulrich Warnke

Buch: Du bist das Placebo, Bewusstsein wird Materie - von Dr. Joe Dispenza

Webseite: brefeld.homepage.t-online.de/groessenvergleich

Buchtipps von Masaru Emoto:

(5) Die Botschaft des Wassers: Sensationelle Bilder von gefrorenen Wasserkristallen
(6) Liebe und Dankbarkeit: Der universelle Lebenscode. Wasser - lebendiger Botschafter
(7) Wasser und die Kraft des Gebetes

Die folgenden Bilder sind aus Masaru Emotos Buch

Liebe und Dankbarkeit: Der universelle Lebenscode

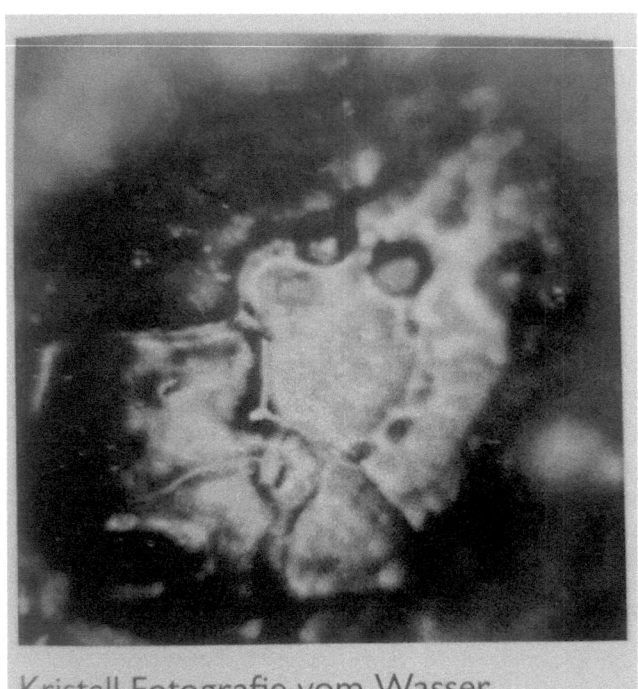

Kristall-Fotografie vom Wasser
vor dem Gebet

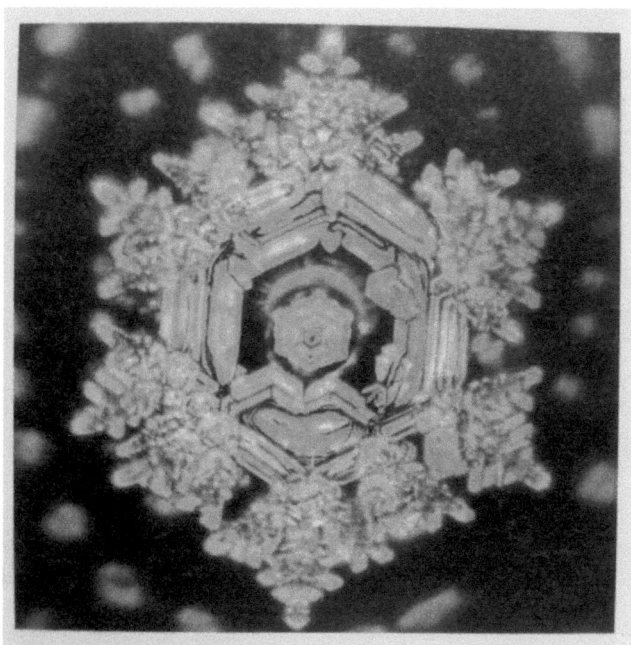

Fotografie eines Kristalls
vom Wasser nach dem Gebet.

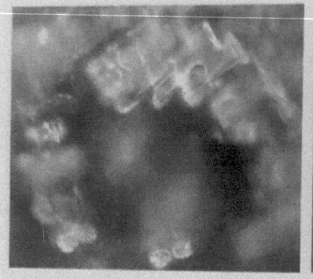

Wasser, das den elektromagnetischen Wellen eines Fernsehers ausgesetzt war

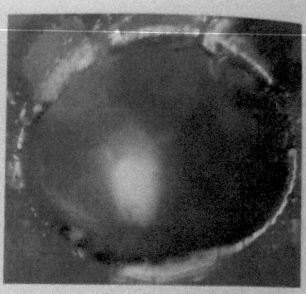

Wasser, das den elektromagnetischen Wellen eines Mikrowellenherdes ausgesetzt war

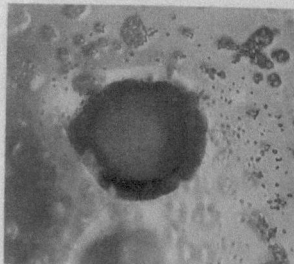

Wasser, das den elektromagnetischen Wellen eines Handys ausgesetzt war

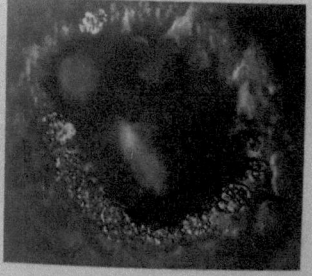

Wasser, das den elektromagnetischen Wellen eines Computers ausgesetzt war

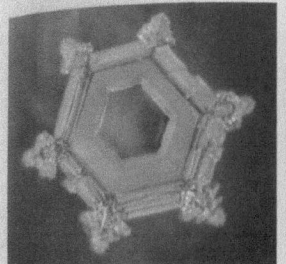
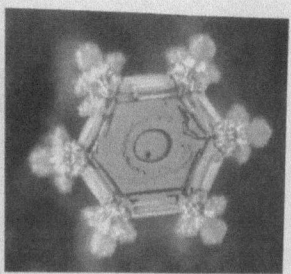

Wasser, das mit einem Aufkleber mit den Worten „Liebe und Dankbarkeit" den elektromagnetischen Wellen eines Fernsehers ausgesetzt war

Wasser, das mit einem Aufkleber mit den Worten „Liebe und Dankbarkeit" den elektromagnetischen Wellen eines Mikrowellenherdes ausgesetzt war

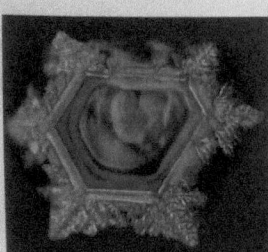
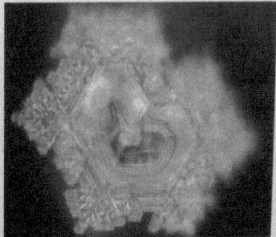

Wasser, das mit einem Aufkleber mit den Worten „Liebe und Dankbarkeit" den elektromagnetischen Wellen eines Handys ausgesetzt war

Wasser, das mit einem Aufkleber mit den Worten „Liebe und Dankbarkeit" den elektromagnetischen Wellen eines Computers ausgesetzt war

Doch auch andere Experimente verdeutlichen die (Aus-)Wirkungen von Gedanken, ja reinen Absichten, auf unser Gegenüber:

Cleve Backster begann 1966 Versuche mit einem Lügendetektor, an den er eine Pflanze anschloss. Vorerst war keine Reaktion der Pflanze zu erkennen, ob er sie berührte, an ihren Blättern zupfte oder über sie strich. Doch als er sich entschied, aus dem benachbarten Zimmer Streichhölzer zu holen und eines der Blätter anzuzünden, schlug der Detektor intensiv aus.

Was bedeutet das? Die Pflanze hat die Absicht von Cleve Backster wahrnehmen können und darauf mit einer erhöhten Spannung reagiert.

Selbst, als Backster aus dem Nebenzimmer die Streichhölzer tatsächlich holte, schlug der Detektor weiterhin aus. Erst, als Backster seine Idee verwarf, *'beruhigte'* sich die Pflanze und der Detektor zeigte keinerlei weitere Auffälligkeiten.

Noch interessanter wurde es, als er fünf Studenten zu folgendem Experiment einlud:

Zwei unterschiedliche Pflanzen wurden in einen Raum gestellt. Einem der Studenten wurde der Auftrag erteilt, eine der Pflanzen 'umzubringen'. Das Experiment wurde durchgeführt. Nachdem alle Studenten den Raum verlassen hatten, schloss Cleve Backster die überlebende der beiden Pflanzen an den Detektor an und bat einen nach dem anderen der fünf Studenten wieder herein. Die Pflanze zeigte keinerlei Erregung - bis der *'Mörder'* das Zimmer betrat. Sogleich zeigte sich ein hoher Ausschlag, der die erhöhte Spannung der Pflanze klar und deutlich anzeigte.

Die Pflanze konnte sich also erinnern, ja sie *'wusste'* offensichtlich, wer der Mörder war, konnte ihn wahrnehmen und reagierte entsprechend auf ihn.

Teil 1 -

Behandlungen zur Unterstützung der Heilung

Heilen mit Händen

Vor diesem Hintergrund wird schnell deutlich, wie unmittelbar wir mit allem, was wir sind, denken, fühlen und tun, auf unsere Umwelt einwirken. Somit wird auch schnell klar, dass das Auflegen der Hände eine Wirkung haben *muss*, wenn sogar Wasser - ja wenn sogar lebende Pflanzen - derart von unseren alleinigen Absichten beeinflusst werden.

Doch wie funktioniert das?

Vergegenwärtige Dir folgende Situation: Deinem geliebten Tier oder Deinem geliebten Nächsten geht es schlecht.

Was ist Deine instinktive Reaktion? Was machst Du?

Du nimmst Dein Tier, Dein Gegenüber, in den Arm, liebkost es, wirkst liebevoll streichelnd auf es ein. Genau hier beginnt das Heilen mit Händen, die Übertragung von Lebens-, Liebes- und Heilenergie. Denn wir alle wissen: Geliebtwerden heilt. Nicht nur uns selbst.

Um diesen Prozess bewusst heilend einzusetzen, formuliere für Dich beim Auflegen der Hände eine klare Absicht. Versetze Dich in *das* Gefühl, das Du Deinem Gegenüber zuteilwerden lassen möchtest. So, wie Emoto und Backster Wasser und Pflanzen beeinflusst haben, wirst Du auch Dein geliebtes Tier, Deinen geliebten Nächsten, beeinflussen. Denke wohlwollende, heilende, liebende Gedanken. Bete, bitte und bedanke Dich für die universelle Lebens- und Liebeskraft, die Dir und Deinem geliebten Gegenüber zufließen darf. Eine Wirkung wird nicht ausbleiben.

Doch wie kann ich Energie fließen lassen, ohne selbst an Lebensenergie zu verlieren? Und wie kann ich das über einen längeren Zeitraum durchhalten, ohne selber leer zu werden?

***

*Jedes Atom Deines Körpers
kommt von einem Stern, der explodiert ist.
Und die Atome Deiner linken Hand
kamen wahrscheinlich von einem anderen Stern
als die Atome Deiner rechten Hand.
Das ist wirklich das poetischste in der ganzen Physik:
Wir bestehen alle aus Sternenstaub.*

Lawrence M. Krauss

***

Heilen ohne leer zu werden oder:
Energieübertragung
ohne den Verlust eigener Lebensenergie

Die kosmische, universelle Lebensenergie, von der wir alle Ausdrücke sind, entsteht nicht aus uns selbst heraus. Wir können positive Gedanken denken und bestimmte Gefühle in uns wach rufen, doch *machen* können wir Leben nicht. Wir können uns höchstens dem Leben zur Verfügung stellen. Und hier liegt das Geheimnis des Heilens ohne leer zu werden:

Wir sind Kanäle, durch die Lebens- und Heilenergie fließt.

Stelle Dir vor, Du wärst ein Kanal für göttliches Licht. Mach Dich frei, lasse alles los, was Du meinst, selbst zu sein und stelle Dich dem Heilungsprozess zur Verfügung.

Stelle Dir vor: Genau *die* Heilenergie, die hier und jetzt gebraucht wird, fließt durch Dich hindurch, bündelt sich in Deinen Händen und fließt in das Feld Deines geliebten Gegenübers - genau dorthin, wo sie gebraucht wird.

Deine Absicht, Dein Wohlwollen, Deine Liebe, Dein Wunsch, Dich für die Heilung zu Verfügung zu stellen und Deine Bitte, diese nun geschehen zu lassen, wird ebenso eine fundamentale Wirkung auf die Frequenz Deines geliebten Tieres oder Deines Nächsten haben, wie die Worte Masaru Emotos auf das Wasser; oder die Absicht Cleve Backsters auf die Pflanzen.

Stelle alles beiseite, was Du meinst, zu glauben, und lasse Dich einfach durchfluten von Liebe, Heilenergie und Lebenskraft. Allein mit Deiner formulierten Absicht lässt Du Deinem Gegenüber all dies zuteilwerden - allein mit dem Denken von solch gearteten Gedanken, allein mit den Gefühlen, mit denen Du Dein Gegenüber beschenkst, und noch mehr mit den Händen, die Du unmittelbar auflegst.

Was ist Reiki?

Reiki bezeichnet – in meinen Worten – nichts anderes, als die gerade beschriebene Vorgehensweise. Auch ich habe sämtliche sogenannte 'Einweihungen' in die unterschiedlichen Reiki-Grade, doch ist dies tatsächlich notwendig, um mit Händen heilen zu können? Um mit Gedanken und Gefühlen den Raum zu durchfluten und andere zu erreichen? *Ganz sicher nicht!*

Im Grunde genommen ist Reiki nichts anderes als das Auflegen von bzw. das Heilen mit Händen. ‚*Nichts anderes?* ‘ werden nun einige Kritiker und 'Eingeweihte' aufschreien. Das *kann* nicht sein! - Ist aber so.

Am Institut für Emotionale Prozessarbeit, geleitet von Dr. Dorothea von Stumpfeldt, die ebenfalls – unter vielem Anderen – mit der Übertragung von Energie arbeitet, thematisierten wir in der Ausbildung auch die Energieübertragung durch das Auflegen von Händen. Und es funktionierte wunderbar, auch für all diejenigen, die nicht in Reiki eingeweiht waren. Sondern für uns alle.

Kann das jeder?

Ich weigere mich immer ein wenig, das Heilen durch liebevolle Zuneigung, gute Gedanken, Übertragung von Energie mit den Händen von einem zum anderen – ob man es nun Reiki nennt oder anders – einigen, wenigen 'Eingeweihten' zuzuschreiben. Ich bin der klaren Ansicht: *Heilen mit Händen kann jeder.* Ohne lange eingeweiht zu werden, ohne lange, intensive Schulungen zu besuchen.

Die Experimente, die uns heute bekannt sind, bezeugen dies eindrücklich. Mach Dich also frei von dem Gedanken: Ich kann das nicht, denn - *Du kannst das!*

Du bist ein Wesen dieses Universums, ein lebendiger Ausdruck kosmischer Energie. Du kannst nicht nur anderen die Hände auflegen und heilend auf sie einwirken, sondern Du kannst noch viel, viel mehr!

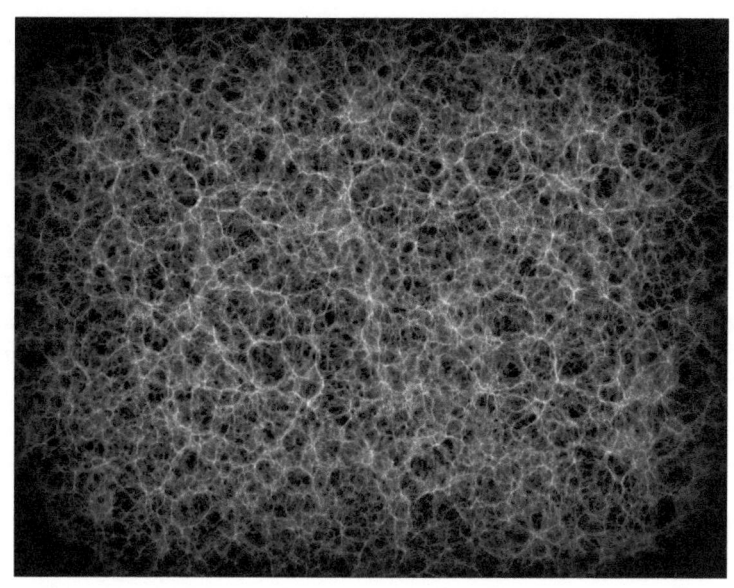

Struktur des Universums

*Die Materieverteilung des Universums ähnelt astronomischen Beobachtungen und Simulationen zufolge einer Wabenstruktur, die durch **Filamente** (Materieansammlungen) und die dazwischenliegenden **Voids** (Hohlräume) gebildet wird. Als Filamente (von lateinisch filum „Faden") bezeichnet man die fadenförmigen Verbindungen im Universum zwischen Galaxienhaufen und Superhaufen mit einer höheren lokalen Galaxiendichte um riesige Hohlräume (Voids) herum. Voids (englisch für Lücke, Leerraum) sind in der Astronomie und in der Astrophysik riesige Leerräume zwischen den größeren Strukturen des Universums.*

Quelle: Pixabay.com

Zur Verinnerlichung:

Vergegenwärtige Dir beim Heilen mit Händen, Teil dieses Universums, Teil dieses unendlichen Kosmos', eine ewig lebende Seele zu sein, die für kurze Zeit in einen Körper inkarniert ist. Dieser ewige Teil, angebunden an das Unendliche, Unfassbare, Ewige, wirkt beim Auflegen Deiner Hände durch Deinen Körper hindurch.

Der Körper wird zum Gefäß, zum Überträger kosmischer Heilenergie, Liebesenergie, Lebensenergie. Man tritt innerlich zur Seite, macht sich frei, geht der Heilung mit all seinen Gedanken, Gefühlen und Emotionen aus dem Weg und erlaubt der ewig seienden, universellen Heilenergie gezielt dorthin zu fließen, wo sie gebraucht wird.

Funktioniert die Übertragung von Energie auch über weite Entfernungen?

Da wir alle nicht nur auf kosmisch-energetischer Ebene miteinander verbunden sind, sondern hier auf globaler Ebene auch durch das sogenannte *morphogenetische Feld*, und darüber miteinander interagieren – ob wir uns dessen bewusst sind oder nicht – kann man Energien auch ganz gezielt über weite Entfernungen zu anderen Teilen der Erde schicken. Denn Raum und Zeit sind eine Illusion, der wir auf körperlicher Ebene unterworfen sind und nach deren Gesetzen unser Leben nur *scheinbar* funktioniert.

Weiterführende Tipps:

Buch: Heilende Hände von Oswald Wirth

Erstmals erschienen um 1897. Zu diesem Zeitpunkt waren zwar die Erkenntnisse der heutigen Physik noch nicht bewusst zugänglich, doch die vielen Beispiele, die Herangehensweise und die Beschreibungen sind sehr eingängig und empfehlenswert.

Fallbeispiel *Unanja*

Unanja - ein kleiner, süßer Bolonka Zwetna Welpen-Junge aus dem Alten Jagdhaus, Sohn von Tara und dem Kleinen Muck, hatte ca. 4 Wochen nach der Geburt einen nicht unerheblich kleinen Leistenbruch.

Ein Leistenbruch ist kein Bruch im klassischen Sinne, sondern ein 'Loch' in der Bauchdecke, meist in der Leiste, durch den in manchen Fällen Teile der Eingeweide heraustreten, wenn der Leistenbruch entsprechend groß ist.

2 unterschiedliche Tierärzte waren sich darüber einig, dass nur mit dem Einnähen eines kleinen Netzes ins Zwischengewebe von Bauchdecke und Unterhaut der Größe dieses Leistenbruchs beizukommen wäre.

Da jedoch keiner der Ärzte, weder die Tiermedizinerin in der lokalen Praxis, noch das Team aus der Klinik, einen Welpen operieren wollten, der weniger als 1000g auf die Waage brachte, und es Unanja sehr gut ging, gab mir die Situation Zeit, um selbst Heilbehandlungen anzuwenden.

Zur Zeit der Diagnose las ich gerade die *'Heilenden Hände'* von Oswald Wirth. Ganz beseelt und energetisiert von dem inspirierenden Inhalt, begann ich, Unanja täglich die Hände aufzulegen.

Als meine Tierärztin den Welpen mit fast 9 Wochen begutachtete, stellte sie verwundert fest: *'Der Leistenbruch ist aber klein geworden'*, und nach mehrmaligem Abtasten: *'Vielleicht ist gar keine Operation mehr notwendig.'*

Den Kunden, die nicht vom Kauf zurücktreten wollten, stellte ich nach einem rück-versichernden Gespräch zwischen ihnen und meiner Ärztin folgende Bedingung: Egal was sie meinten, glaubten, dachten - nur, wenn sie das Buch über die Heilenden Hände gelesen hätten, würde ich ihnen den Welpen übergeben.

Gesagt, getan. Sie lasen das Buch und beteuerten mir, dass sie mit der von mir begonnen Behandlungsmethode fortfahren würden.

Als Unanja gerade einmal 3 Monate alt und erst gute 2 Wochen bei den neuen Besitzern war, bekam ich eine Nachricht mit folgendem Inhalt:

'Dem kleinen Burschen geht es sehr gut. Von dem Leistenbruch ist nichts mehr zu sehen und zu spüren. Er fühlt sich sehr wohl.'

Und gute 3 Wochen später kam die Nachricht:

'Unsere Tierärztin konnte keinen Leistenbruch mehr feststellen.'

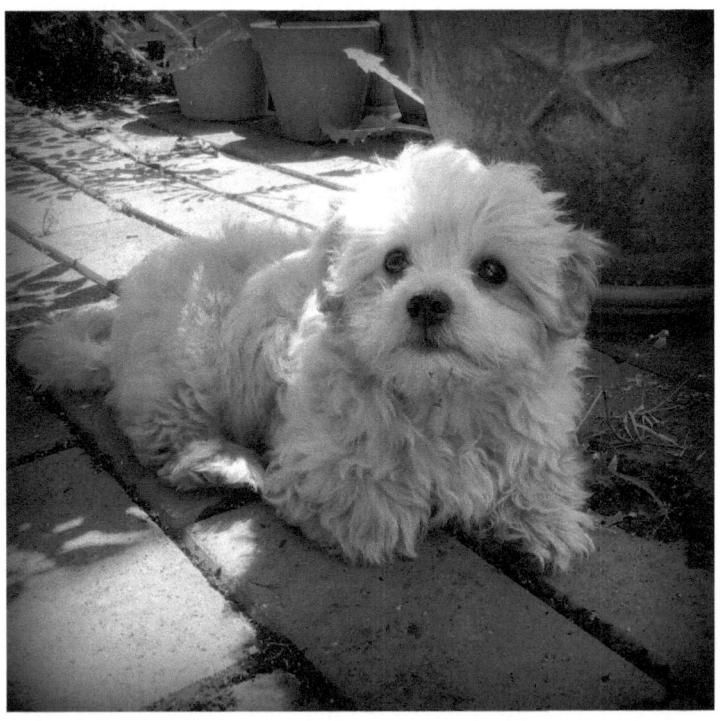

Unanja mit 4 Monaten im neuen Heim

Lesen im morphogenetischen Feld

Was ist das morphogenetische Feld?
Rupert Sheldrake beschrieb das morphogenetische Feld treffend als die sogenannte *formbildende Verursachung.*

Ein Beispiel:

Die Information eines Eschenblattes liegt als energetische Struktur im morphogenetischen Feld vor. Reißt nun ein Mensch dem Blatt eine Spitze ab, so wird man unter einer speziellen Kamera, die in der Lage ist, energetische Strukturen abzulichten - genannt: Kirlian-Fotografie - die Blattstruktur dennoch vollständig sehen können; denn die Struktur dieses Blattes liegt noch immer als Information im morphogenetischen Feld vor, ob die Spitze abgerissen ist, oder nicht.

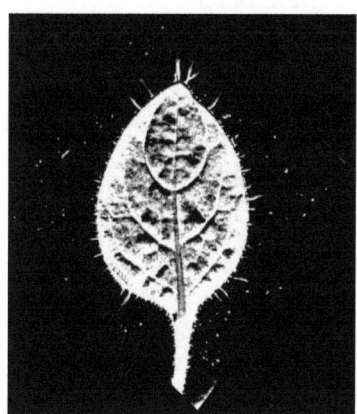 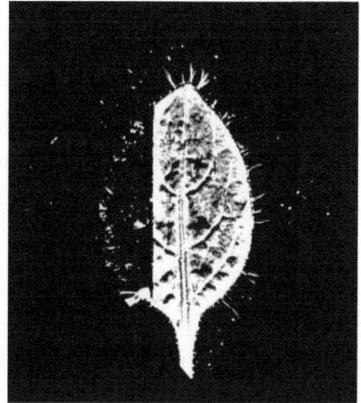

Vergleich: **links** *- Blatt vollständig,* **rechts** *- Blatt mit abgetrennter Seite. Man sieht deutlich, dass das Energiefeld vollständig ist, obwohl der dazugehörige Körper es nicht mehr ist.*

Quelle: medibionic.com/pulsarion/energie-information

***

Tatsächlich entspricht das morphogenetische Feld
am ehesten dem,
was wir in der westlichen Tradition Seele nennen.
Die Seele ist das Prinzip,
das lebende Wesen organisiert.
Die Seele ist ein grundlegendes
organisierendes Prinzip der Natur, unsichtbar,
vergleichbar mit einem magnetischen Feld.
Und genau das ist die Ursache
für die Entstehung und den Wandel der Dinge.
Die morphogenetischen Felder
wirken in Raum und Zeit,
sie geben Form und Struktur.

Rupert Sheldrake
Die Seele und die morphischen Felder
Interview mit Robert Sheldrake

***

***

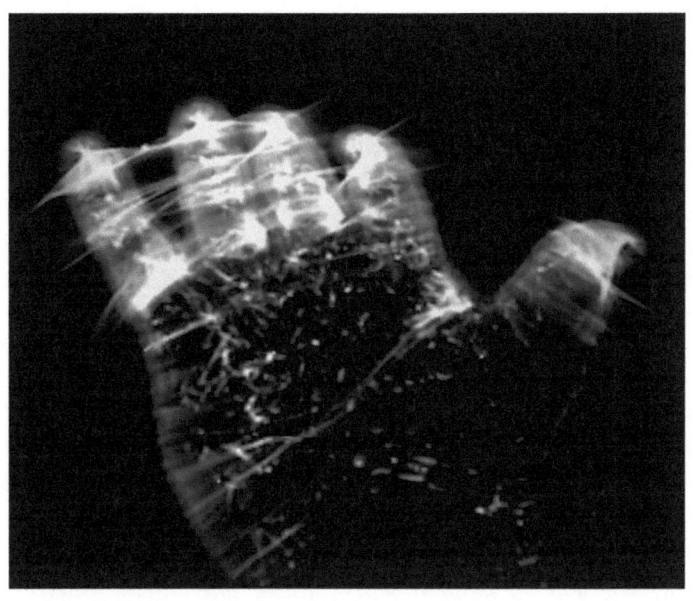

Kirlian-Fotografie des Energiefeldes einer Hand

Quelle: Bild Esotherikmesse 2002 Bregenz

***

Auch Dr. Joe Dispenza veranschaulicht die Informations-Struktur des morphogenetischen Feldes in seinem Buch 'Du bist das Placebo, Bewusstsein wird Materie' in dem Kapitel *Jenseits der Schwelle zur Quantenwelt* sehr plastisch:

Das Quantenfeld ist ein unsichtbares Informations-Feld. Es umfasst Frequenz jenseits von Raum und Zeit. Alles Materielle kommt aus diesem Feld und besteht aus Bewusstsein und Energie. Deshalb ist alles Physische im Universum in diesem Feld vereint und damit verbunden. Und da alles Materielle aus Atomen besteht, die jenseits von Raum und Zeit miteinander in Verbindung stehen, bist auch Du und ich zusammen mit allen Dingen im Universum auf persönlicher und universeller Ebene in uns und um uns herum über dieses Intelligenzfeld miteinander verbunden, welches allen Dingen Leben spendet und Informationen und Energie und Bewusstsein gibt.

Egal, wie Du es nennen willst, diese universelle Intelligenz verleiht Dir in diesem Moment Leben. Sie organisiert und orchestriert die Hunderttausende von Noten zu der harmonischen Symphonie Deines Daseins.

Diese Intelligenz lässt über 100.000 Mal am Tag Dein Herz schlagen und pumpt pro Minute über 7 Liter Blut durch Deinen Körper. Sie bewegt Dein Blut alle 24 Stunden über fast 100.000 Kilometer.

***

Wenn Du diesen Satz zu Ende gelesen hast, hat Dein Körper 25 Billionen Zellen produziert. Und jede der 70 Billionen Zellen, aus denen Dein Körper besteht, führt sekündlich 100.000 bis 6 Billionen Funktionen aus. *Heute wirst Du 2 Millionen Liter Luft einatmen und bei jedem Atemzug wird der darin enthaltene Sauerstoff innerhalb von Sekunden in alle Körperzellen verteilt.*

Verfolgst Du das ganze bewusst? Oder erledigt das vielleicht ein Geist für Dich mit einem Willen, der viel größer ist, als der Deine? **Das ist Liebe.** *Diese Intelligenz liebt Dich wirklich so sehr, dass sie Dich 'ins Leben liebt'.*

Der selbe universelle Geist belebt jeden Aspekt des materiellen Universums. **Dieses unsichtbare Intelligenzfeld** *existiert jenseits von Raum und Zeit und ist der Ursprung aller Materie. Es lässt Super-Novas in fernen Galaxien entstehen und Rosen in Versailles blühen. Es sorgt dafür, dass sich die Planeten um unsere Sonne drehen und das Meer mit den Gezeiten steigt und fällt.*

Es gibt also ein subjektives Bewusstsein mit freiem Willen, die individuelle Bewusstheit namens Ich, und ein objektives Bewusstsein, die universelle Bewusstheit, die für alles Leben verantwortlich ist.

***

Auch Schwärme werden von etwas geleitet, was größer ist, als sie selbst bzw. folgen einer Informations-Struktur, die ihrem Dasein zugrunde liegt. Beobachtest Du sie, wirst Du feststellen, dass jeder einzelne Teil eines Schwarmes genau weiß, wo es hingehört und alle Teile - und mögen es abertausende sein - einer einzigen Stimme, einer einzigen Information folgen, die ihr Leben im Ganzen strukturiert.

Was bedeutet das für unser Leben?

Die Informations-Struktur ist energetisch 'nichts anderes' als das, was der Name schon sagt: Die Information einer bestimmten Struktur. Ebenso, wie physische Gegenstände eine bestimmte energetische Struktur, bzw. Konfiguration aufweisen - z. B. das Kastanienblatt - oder physische Vorgänge anhand einer ihnen zu Grunde liegenden Informations-Struktur ablaufen - z. B. die Körper-Funktionen - so weisen auch *Situationen* eine bestimmte energetische Struktur bzw. Konfiguration auf.

Nicht nur die Struktur einer jeden Situation liegt als Information im morphogenetischen Feld vor – was sowohl für Problem-Konfigurationen, Unglück, als auch 'glückliche Lebensumstände' gilt – sondern die Information *allen Lebens.*

Die Lehre der Reinkarnation erklärt: Die Lebenssituation, in die ein Mensch hineingeboren wird, entspricht der Informations-Struktur des Bewusstseins, mit welchem die Seele im vorausgegangenen Leben die Welt verlassen hat. Der Mensch hat nun die Aufgabe, die unterschiedlichen Gefühls-, Gedanken-, und Lebenskonfigurationen, in die er hineingeboren ist und die sich nun als 'Probleme' manifestieren, in Liebe und im Einklang mit den kosmischen Gesetzen zu einer Lösung zu führen.

Die in diesem Leben durchlebten Situationen, die seelische Schmerzen und Traumata hinterlassen haben, sind demnach ebenfalls als Informationen im morphogenetischen Feld gespeichert und liegen in diesem praktisch vor.

Nur der Vollständigkeit halber sei hier erwähnt:

Durch die Energie-Aufstellungen, die Frau Dr. Dorothea von Stumpfeld am Institut für Emotionale Prozessarbeit in einer 2-jährigen Ausbildung lehrt, erlernt man das Auslesen des morphogenetischen Feldes. Die Technik der 'Energie-Aufstellungen' ermöglicht es effektiv, die Struktur einer Situation im Feld sichtbar zu machen, diese zu erfassen, und sie durch gezielte Prozesse zu verändern und Lösungen zuzuführen. Sehr vereinfacht ausgedrückt, verändert man mit Energie-Aufstellungen Informationsstrukturen im morphogenetischen Feld, kann neue Informationsstrukturen seinem eigenen Leben zugrunde legen und so Heilung entstehen lassen.

Eine Energie-Aufstellung ist kein Familienstellen nach Hellinger!

Energie-Aufstellungen für Tiere

Da jede Struktur und jede Konfiguration als Information im morphogenetischen Feld vorliegt, kann man natürlich auch stellvertretend für ein Tier dessen Lebens- und Daseins-Umstände sichtbar machen und diese in ebenso liebevollen Prozessen auflösen und so Veränderung, bis hin zu Heilung, erwirken.

Die Aufstellungs-Technik sei hier nicht weiter erläutert. Lange habe ich überlegt, ob ich diese Information überhaupt in dieses Buch einfließen lasse. Doch ich finde es wichtig für Dich zu wissen, was für Möglichkeiten es gibt, Lösungs-Strategien zu erarbeiten, auch wenn es mir leider nicht möglich ist, diese spezielle Art der Heil-Sitzungen so umfangreich zu beschreiben, dass Du sie selbst daheim allein durchführen kannst. Um mit dieser Methode arbeiten zu können, bedarf es einiger Studien-Zeit.

Weiterführende Informationen:

Buch: Eine Heilsame Begegnung mit der inneren Welt, Emotionale Prozessarbeit von Dr. Dorothea von Stumpfeld

Webseite des Institutes für Emotionale Prozessarbeit: epainstitut.de

***

Es wäre denkbar,
dass morphogenetische Felder unendlich sind.
Sie sind einfach vorhanden
und durch nichts anderes erklärbar.
Dies würde bedeuten,
dass morphogenetische Felder
vor allen chemischen Stoffen,
Kristallen, Tieren und Pflanzen,
die es je auf der Erde gab oder geben wird,
sogar schon vor der Entstehung dieses Planeten
in latentem Zustand vorhanden waren.

Rupert Sheldrake
Das schöpferische Universum

***

Die Visualisation als wirkungsvolles Mittel zur Heilung

Du weißt, dass man mit Gedanken auf anderes Leben einwirken kann. Du weißt, dass man mit Absichten, Wünschen und zielgerichteten Emotionen Einfluss auf andere Lebewesen, Körper und physische Strukturen nehmen kann - Beispiel Emoto und das Wasser.

Diesen Einfluss, den Du hast, kannst Du nun ganz bewusst nutzen: Durch Visualisation.

Durch das Senden von heilender, wohlwollender und liebevoller Energie, kannst Du nicht nur Einfluss auf Dein geliebtes Tier und Deinen geliebten Nächsten nehmen, sondern ebenfalls auf die eben beschriebenen *Strukturen im morphogenetischen Feld*.

Vergegenwärtige Dir das Problem, die Krankheit, den Zustand, den Du ausheilen möchtest und schau, was sich Dir innerlich für Bilder offenbaren. Sind es bestimmte Formen? Klaster? Konfigurationen? Bilder? Situationen? Klänge? Farben? - Alles ist möglich.

Dann beginne mit der Visualisation: Nimm Einfluss auf das, was sich vor Deinem inneren Auge auftut. Stelle Dir vor, heilendes Licht würde einfließen und die vorliegende Struktur, das Bild, die Situation, ausheilen, zum 'Guten' verändern. Dazu musst Du keine Aufstellung machen. Du kannst auch auf *diese Weise* Einfluss auf die Informationsstrukturen im morphogenetischen Feld nehmen. Lasse Liebe, Licht, das Gefühl von Sicherheit, von Vertrauen, von Freude, von Heilung - Deinen intuitiven Eingebungen sind keine Grenzen gesetzt - einfließen und wirken.

Natürlich kannst Du auch visualisieren, wie Licht, Liebe und Heilung ganz konkret in einen Körper einfließen, oder in bestimmte Bereiche eines Körpers, in denen sich ein Problem, ein Schmerz, zeigt.

Deine Arbeit wird Veränderungen zeitigen. Ebenso, wie

Gebete die Struktur von Wasser und Absichten das 'Befinden' von Pflanzen verändern, wird Deine Arbeit Veränderungen von Situationen hervorbringen und sich in dem Zustand Deines geliebten Tieres oder Deines geliebten Nächsten zeigen. Probiere Dich aus und beginne gleich heute mit der ersten Visualisation. Stelle Dich als Kanal für das ewige Licht zur Verfügung. Lasse los, lasse zu und lass die Energie fließen. Es wird alle 'Beteiligten' - sowohl Dich, als auch all diejenigen, auf die sich Dein Wohlwollen richtet - beleben und ein Stück weit heilen.

Everything is Energy
and that is all there is to it.
Match the Frequency of the Reality you want
and you cannot help
but get that Reality.
It can be no other Way.
This is not Philosophy.
This is Physics.

***

Alles ist Energie
und das ist alles, was es dazu zu sagen gibt.
Sei selbst die Frequenz der Realität, die Du willst,
und Du wirst es nicht vermeiden können,
diese Realität zu kreieren.
Es kann nicht anders sein.
Das ist nicht Philosophie.
Das ist Physik.

Albert Einstein

Visualisation - Praktischer Teil

Es kann sinnvoll sein, das Heilen mit Händen mit Visualisations-Arbeit zu kombinieren. Widme Dich Deinem geliebten Tier oder Deinem Nächsten - jenem, der Heilung bedarf - und gehe folgendermaßen vor:

Beispiel 1

Stelle Dich - am besten mit nackten Füßen - auf die Erde. Nun visualisiere, dass tief aus dem Innersten der Erde Licht durch Deine Füße einfließt, durch Deinen Körper hindurch fließt, und aus Deinen Handflächen wieder austritt. Lege Deinem geliebten Tier oder Deinem geliebten Nächsten die Hände auf und visualisiere, wie die Energie dorthin fließt, wo sie gebraucht wird.

Beispiel 2

Visualsisiere, wie kosmisches Licht durch Dein Kronenchakra, also von oben in Deinen Kopf, einfließt, Deinen Körper durchströmt und durch Deine Handflächen wieder austritt.

Beispiel 3

Nimm eine Hand und visualisiere, wie heilende Energie durch Deine eine Handfläche einfließt - dazu kannst Du die eine Hand nach oben halten. Spüre, wie die Energie durch Deinen Körper fließt und an der anderen Handfläche wieder austritt.

Diese Visualisation kann man hervorragend im Liegen anwenden. Dazu drehe eine Handfläche nach oben, in welche dann Licht einfließt, und lege die andere Hand entweder Deinem geliebten Tier auf, Deinem geliebten Nächsten oder auch Dir selber - denn Du kannst auf diese Weise auch Dir selbst Energie geben und Heilung geschehen lassen.

Sollten Dich wirre oder belastende Gedanken plagen, kannst
Du Dich auf die Seite legen, eine Handfläche nach oben drehen
und die andere Hand an Deine Stirn legen. Dann visualisiere,
wie genau *die* Art von Energie einfließt, die jetzt und hier
gebraucht wird, um Heilung und Frieden zu bewirken.

***

There is a Force in the Universe, which,
if we permit it, will flow through us
and produce miraculous Results.

***

Es gibt eine Kraft im Universum, die,
wenn wir ihr erlauben, durch uns durchzufließen,
Wunder wirken wird.

Mahatma Gandhi

***

Solltest Du das Gefühl haben, dass bei Dir, Deinem geliebten Tier oder Deinem geliebten Nächsten etwas *'zu viel'* ist, ein sogenannter *Energiestau* besteht, der abgeleitet werden sollte, dann empfehle ich Dir *nicht*, diesen Prozess umzukehren und zu versuchen, das *'zu viel'* durch Dich hindurch abzuleiten. Damit 'vergiftest' Du Dich nämlich nur selbst.

Gehe stattdessen folgendermaßen vor:

Bitte die universelle Energie das, was *'zu viel'* ist, zu neutralisieren. Visualisiere dazu, wie die einfließende Licht-Energie ganz sanft den Druck, das Problem, den Schmerz, der durch das *'zu viel'* entstanden ist, entlässt. Gern kannst Du einen Lichtkanal um Dein geliebtes Tier, Deinen Nächsten oder auch Dich selbst visualisieren. Bitte darum, dass all das, was zu viel ist, direkt zurück an den Kosmos entlassen wird.

Es ist immer hilfreich darum zu bitten, dass die Energie, die zu viel ist, transformiert wird und dorthin im Universum geschickt wird, *wo sie energetisch fehlt, oder energetisch gebraucht wird.*

Im Falle von Unanja visualisierte ich jeden Abend vor dem Einschlafen, wie göttliches Licht das Gewebe seiner Bauchdecke zusammenwachsen ließ und sich der Leistenbruch immer weiter schloss.
Die abschließende Diagnose der Tierärztin sprach ihre eigene Sprache.

Weiterführende Tipps:

CD: 'Insel des Lichtes - Drei geführte Meditationen' - Silberschnur Verlag - Die geführten Visualisationen von Trutz Hardo, Ausbilder für Rückführungstherapie und Autor

Der Phantom-Schmerz

Heute weiß man, dass Phantomschmerzen darauf zurückzuführen sind, dass auch nach dem Verlust eines Körperteils die *Information dieses Körperteils* noch immer im morphogenetischen Feld vorliegt. So kommt es, dass ein Körperteil noch Schmerzen bereiten kann, obwohl es praktisch nicht mehr vorhanden ist.

Ein Beispiel:

Eine Frau hat bei einem Unfall ihr rechtes Bein verloren. Obwohl das Geschehen schon Jahre her ist, tun ihr immer mal wieder ihre Zehen schrecklich weh.

Es ist möglich, den fehlenden Körperteil zu visualisieren. Dazu vergegenwärtigte sich die Frau ihr rechtes Bein. In ihrer Innenschau sah sie, dass bei dem Unfall ihre Zehen verletzt wurden und gebrochen waren.

Mit Hilfe der Visualisation konnte sie ihre Zehen wieder richten, verbinden, versorgen und in der Folge ausheilen. Da sie über ihren Geist neue Informationen ins morphogenetische Feld einspeiste und damit die Informations-Struktur veränderte, konnte sie auch ihre reale Situation verändern. Die Schmerzen hörten schon nach kurzer Zeit auf und waren danach tatsächlich für immer verschwunden.

Frau Dr. Dorothea von Stumpfeld berichtete von diesem sehr eindrücklichen Fall aus ihrer Praxis, der ihr vor langer Zeit begegnet war. Meiner Meinung nach stellt dieser Fall sehr plastisch dar, auf welcher Ebene die Informationen, die allem Dasein zugrunde liegen, wirksam sind und inwiefern sich die Informations-Struktur, die im morphogenetischen Feld vorliegt, direkt auf unser Leben auswirkt. Ja, wie sich unser Leben tatsächlich gemäß der Informations-Struktur im morphogenetischen Feld konfiguriert. Die Visualisation ist eine wirksame Methode, diese Struktur zu beeinflussen und zu verändern.

***

Trotz dieser Ähnlichkeiten
unterscheiden sich morphogenetische Felder
grundsätzlich von elektromagnetischen,
weil letztere vom *verwirklichten* Zustand des Systems -
von der Verteilung und Bewegung geladener Teilchen -
abhängen,
wohingegen morphogenetische Felder
dem *potentiellen* Zustand
eines sich entwickelnden Systems entsprechen
und schon vorhanden sind,
bevor das System seine eigene Form annimmt.

Rupert Sheldrake
Das schöpferische Universum

***

Heilende Klänge

Nicht nur auskomponierte Musik großer Klassiker, sondern auch einfache Klänge, einzelne Töne, sind Frequenzen, die einen direkten Einfluss auf unsere energetische Struktur und darüber hinaus auf unser Befinden haben.

Die Mutter, die aus einem tiefen, inneren Impuls heraus das Kind 'in den Schlaf' singt, oder ihm etwas vorsingt, wenn es ihm nicht gut geht, um tröstend auf das Kind einzuwirken, spiegelt unser tiefes Wissen um die Heilkraft der Klänge wider. Mehr als einmal habe ich einem Welpen, den ich abholte und das erste Mal im Auto hatte, etwas vorgesungen. Und zwar entsprechend der Stimmung, der Furcht, der Ängstlichkeit, die ich gespürt habe und die es auszugleichen galt.

Leichte, leise Töne, ausgedachte Melodien, von denen Du spürst, dass sie in eine Situation passen, vielleicht sogar irgendwie 'dort hin gehören', können eine enorme Heilkraft entfalten.

Schon Hildegard von Bingen nutzte die Kraft der Klänge und schrieb Lieder, die sie Ordens-Schwestern aus den Klöstern an den Betten von Kranken singen ließ. Sie nutzte die Heilkraft der Klänge in Form von solistischen Rezitationen, die - im Hintergrund und leise abgespielt, gesungen oder selbst gespielt - eine überaus sakrale und heilende Stimmung im Raum erzeugen.

Dieselbe Wirkung haben nicht nur manche moderne Meditationsmusiken, sondern auch gesungene oder gesummte Töne - vor allem der geliebten Bezugsperson. Die Stimme des geliebten - Menschen, Freundes, Verwandten - hat in sich selbst oft schon eine heilende Wirkung auf uns. Gesungene Frequenzen, die mit Wohlwollen und der Absicht zu Heilen in den Raum gestellt werden, werden ihre Wirkung nicht verfehlen.

***

If you collapse an underwater Bubble
with a Sound-wave,
light is produced -
and nobody knows why.

***

Wenn man eine Luftblase unter Wasser
mit einer Schallwelle kollidieren lässt,
entsteht Licht -
und keiner weiß, warum.

***

(Fachbegriff lt. Wikipedia: Sonoluminescence)

Ungesunde Klänge

Klänge können nicht nur heilen, sondern auch ebenso schaden. Zu den schädlichsten Klang-Quellen zählen, meiner Erfahrung und Meinung nach, heutzutage zwei Dinge:

- die permanente Beschallung mit dem Lärm aus Verbrennungsmotoren

- künstliche Klangquellen aus Radio, Fernseher und sonstigen elektronischen Klang-Medien.

Ich selbst habe einschlägige Erfahrungen mit Stadtlärm gemacht. Nicht, weil ich in Berlin-West geboren bin und es dort per se laut war. Das war es nicht. In meiner Wohngegend, die direkt am Steglitzer Stadtpark lag, der laut Definition eine *17 Hektar große Grün- und Erholungsanlage* ist, war es sogar sehr ruhig.

Doch ich hatte Freunde, die meines Empfindens nach an schrecklichen Orten wohnten: Eine Schulkameradin zum Beispiel wohnte direkt an einer großen Kreuzung, an der sich zwei 4-spurige Straßen trafen und die mit dem permanenten Berliner Verkehr frequentiert war: Motorrädern, LKW's, Autos aller Art. Es war schrecklich!

Abends, wenn ich im Bett lag, spürte ich die Vibrationen des Bodens, die von den vorbeifahrenden, abbremsenden und beschleunigenden Fahrzeugen erzeugt wurden. Regelmäßig bin ich von dort förmlich geflüchtet; sogar mitten in der Nacht verließ ich diesen Ort. Der Aufenthalt dort war für mich wie eine Folter.

Wenn es *mir* so ergeht, kann ich mir gut vorstellen, dass es auch vielen Tieren in vergleichbaren Situationen so ergeht und es Tiere gibt, die unter der Dauerbeschallung unnatürlichen Lärms leiden. Ich konnte meine Sachen packen und gehen, doch hätte ich das nicht gekonnt, welche Langzeitsymptome hätten sich wohl eingestellt? Was für Auswirkungen haben solcherlei 'Klänge' wohl auf unsere Gesundheit, und die Gesundheit unserer Mitbewohner?

Eine andere Klangquelle - und diese empfinde ich in diesen Tagen als fast noch bedenklicher - ist das *ununterbrochene* Laufen von Fernsehern oder Onlinemedien, Radios, ja etwaigen künstlichen Klängen aus der sogenannten Retorte.

Ein Beispiel: Eine Züchterin beschallt ihre Welpen von Geburt an jeden Tag, den ganzen Tag lang, mit dem Radio samt all der penetranten Werbung und Musik, welche nicht nur die heutigen Mainstream-Radiosender mit sich bringen. *'Damit sie denken, sie wären nicht alleine.'* **Was für ein Albtraum!** Was für ein Horror für Wesen, die aus der Natur kommen und in der Stille leben!

Die Hunde aus dieser Zucht sind alle irgendwie ganz merkwürdig 'überdreht'. Sie sind extrem scheu, ängstlich, ja tatsächlich grundsätzlich in ihrem Verhalten gestört, hibbelig, ruhelos, nervös.

Meiner Meinung nach liegt das schlicht daran, dass die Gehirne dieser heranreifenden Geschöpfe tagtäglich keine einzige Minute Ruhe haben. Und mit Klängen beschallt werden, die künstlich sind, unnatürlich, elektronisch erzeugt.

Hyperaktivität, chronische Unruhe, Nervosität bis hin zu Angst- und Panik-Symptomatiken entspringen dem heute viel zu 'gedankenlosen Laufenlassen' elektronischer, künstlicher, unnatürlicher Klangquellen. Überlege Dir, ob Stille nicht auch ein Option ist, die sowohl Dein, als auch das Wohlbefinden Deines geliebten Tieres steigern kann.

Der Klang der Stille

Auch Stille ist ein Klang. Nicht nur das berühmte Stück 4'33" von dem Avantgarde-Komponisten John Cage, das den Zuhörer zum Nachdenken über Musik und Stille anregen soll, ist ein markantes Beispiel dafür. Bei diesem Stück in 3 Sätzen hört man 4 Minuten und 33 Sekunden lang *Nichts*. Ganz bewusst *Nichts*.

Sondern auch die Pausen, die in Musikstücke eingearbeitet sind, runden ein Stück im Ganzen ab und vervollkommnen es.

Der Charakter mancher Stücke kommt gänzlich erst zum tragen, wenn die Pausen entsprechend 'gespielt' werden.

Um Heilung zu erwirken, ist Stille ein grundlegendes Element, dem große Aufmerksamkeit zu schenken ist. Stille ist in unserer heutigen Zeit ein Luxusgut, das bewusst gesucht und erlebt werden will.

Für Dich und das Wohlergehen Deines geliebten Tieres, Deines geliebten Nächsten, darum meine Empfehlung: Suche im Eifer des Lebens immer auch mal die Stille. Gönne Dir den Luxus der Stille und erlaube Dir, den Frieden in Deiner Seele spürbar zu machen, mit dem die Stille Dich freigiebig beschenkt. Tue Dir, Deinem Gegenüber und Eurer Gesundheit ab und an auch mal einen großen Gefallen, und schalte all die elektronisch erzeugten, unnatürlichen Klänge aus.

Stille ist in meinem persönlichen Leben das größte aller Luxusgüter, die ich mir mit meiner Lebenssituation geschaffen habe. Ich habe keinen Fernseher, kein Radio, und tagsüber herrscht Frieden im Alten Jagdhaus - es sei denn, meine geliebten Hundis schlagen an, dann natürlich nicht :-)

Doch das Bellen der Hunde ist ein natürliches Geräusch, genau wie der Wind in den Bäumen bei Sturm, oder das Rauschen des Baches vor meiner Tür in der Winterzeit. Jedoch gibt es keine Straße weit und breit; nur ein kleiner Landwirtschaftsweg führt am Haus vorbei, sodass man sogar in windstillen, ganz leisen Nächten, in denen sogar das Wetter schläft, das große Glück hat, *Nichts* zu hören. *Rein gar nichts.*

Darum kann ich aus eigener Erfahrung sagen, wie heilsam die Stille sein kann, lässt man sich ganz auf sie ein. Und Deinem geliebten Tier tut sie ohnehin gut

Die Tiere brauchen das Radio und den Fernseher am aller wenigsten. Quäle sie und Dich nicht mit Dauer-Beschallung, sondern widmet Euch stattdessen auch einmal dem Leben, das die Natur uns vorlebt:

Dem stillen Da-Sein in all seinem Frieden.

***

The universal Law of Karma

*The Universe is not punishing you
or blessing you with Karma.
The Universe is responding to the
vibrational Energy you are sending out.
Be mindful of what you bring into Existence.*

***

Das universelle Gesetz des Karma

*Das Universum bestraft Dich nicht
oder segnet Dich nicht mit Karma.
Das Universum antwortet auf die
Energie-Frequenz, die Du aussendest.
Sei wachsam, was Du ins Leben rufst.*

***

Die Macht und der Einfluss der Stimme

Immer wieder versucht der Mensch ein Instrument zu erschaffen, welches der menschlichen Stimme nahekommt. Die Violine soll das Instrument sein, welches diesem Ziel am nächsten gekommen ist. Ich persönlich halte die Flöte dafür, dessen Klang - ebenso wie unsere Stimme - von den Lungen erzeugt und durch den Luftstrom aufrechterhalten wird.

Die Stimme des Geliebten hat Wirkung auf Dich. Deine Stimme hat Wirkung auf Dein Gegenüber. Die Stimme ist Überträger von *Stimmung*. An der Stimme können wir schnell ablesen, ob ein Mensch fröhlich, enthusiastisch, traurig oder deprimiert ist. Angst äußert sich nicht selten durch Schreie. Ebenso wie Schmerz durch Wimmern.

Durch die Stimme teilen wir uns mit. Ebenso kannst Du Deine Stimme gezielt einsetzen, um bestimmte Wirkungen zu erzielen: Du kannst mit Deiner Stimme Dein geliebtes Tier beruhigen; Du kannst durch Deine Stimme Trost spenden, Anteil nehmen, Verbindung herstellen, Vertrauen wecken. Und heilen.

Unterschätze die Wirkung Deiner Stimme nicht und sprich mit Deinem geliebten Tier, wenn Du es erreichen willst. Die Worte spielen dabei eine untergeordnete Rolle, aber keine unwichtige. Denn Worte entstanden einst aus Lauten, die sich wiederum aus Stimmungen ergaben. *So trägt der Klang der Worte ihre Bedeutung in sich, mit Hilfe derer wir versuchen, uns der Welt mitzuteilen.*

Du kannst Deinem geliebten Tier Komplimente machen. Du kannst ihm erklären, dass sein Zustand bald besser wird. Du kannst ihm erzählen, wie es Dir geht und ihm mitteilen, dass es sich keine Sorgen zu machen braucht und nicht die Verantwortung für Dein Wohlergehen tragen muss. Ja, dass es frei ist und geliebt wird.

Auch wenn das Tier die Worte nicht unmittelbar verstehen kann, so schwingt doch die Bedeutung der Worte in ihrem

Klang mit. Zudem wird auf unbewusster Ebene, durch Deine Stimme, *die* Bedeutung übertragen, welche die Worte für *Dich* haben.

Die Tiere spüren Dich und Deine Gefühle, Deine Stimmungen, ob sie Dir bewusst sind oder unterschwellig stattfinden, und gehen damit in Resonanz. Nutze diese Resonanz zur Vertiefung der Verbindung und zur Übertragung von Heilenergie; nutze Deine Stimme, um Deinem geliebten Tier mitzuteilen, was Du für es fühlst und empfindest. Nutze Deine Stimme, um Dein geliebtes Tier mit Deiner Liebe zu beschenken, die Dein größter Schatz ist und die nur der Mensch in dieser bewussten Form dem Tier geben kann.

***

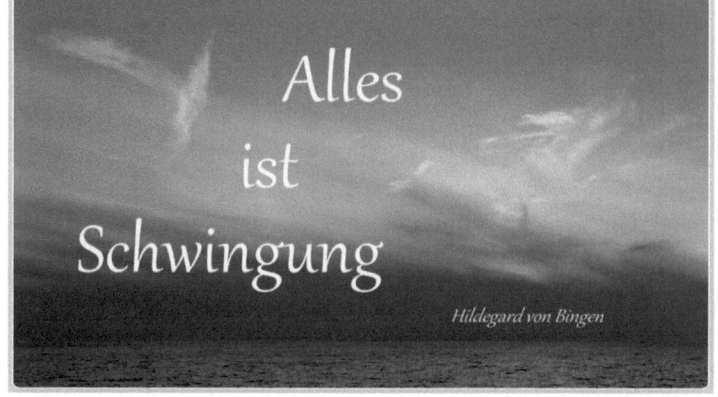

Alles
ist
Schwingung

Hildegard von Bingen

***

Musik

Neben Klängen kann auch Musik heilsam wirken - ebenso, wie Musik zerstörerisch wirken kann. Dunkle Musik, die unheimlich wirkt; Grölen, das Angst macht; atonale Musik, die Kopfschmerzen bereitet - all das habe ich selbst schon erlebt. Und es wirkt!

Doch auch harmonische Klänge habe ich schon erlebt, die mir fast die Tränen in die Augen trieben, so schön fand ich sie. Es gibt Hunde meiner Kunden, die lieben klassische Balladen. Sobald sie eingespielt werden, schließen die Tiere ihre Augen und ich kann auf den mir übermittelten Videos förmlich sehen, wie die Tiere in der Musik schwelgen. Was für hinreißende Szenen!

Zwar bin ich kein Freund von ununterbrochener Beschallung, doch das punktuelle und gezielt eingesetzte Einspielen von Musik kann durchaus heilende Wirkung auf ein Tier ausüben.

Versuche Dich aus - nicht nur zum Wohle Deines geliebten Tieres, sondern auch zum Wohle von Dir selbst. Nimm Dir ganz bewusst Zeit zum Hören von Musik. Lasse währenddessen alle anderen Tätigkeiten sein; lege Dich vielleicht sogar hin, wenn das für Dich eine bequeme Position für eine Heilsitzung ist. Und dann finde heraus, welche Art der Musik Dich erreicht und Dir das Gefühl gibt, gespürt, gefühlt, verstanden, gesehen - und geliebt zu werden.

Auch Tiere haben ihre Präferenzen. Möchtest Du Musik mit in Deine Heilsitzungen einbauen, dann probiere aus, was Du als stimmig empfindest und beobachte, wie Dein Tier reagiert. Es wird Dir zeigen, ob es sich wohlfühlt oder Du weiter nach der für Dein Tier stimmigen Musik suchen solltest.

Our Ancestors believed that Music hat the Power
to harmonize one's soul in ways,
that (traditional) Medicine could not.
In ancient China, one of the earliest uses of Music
was Healing.

The Chinese Character for Medicine
actually comes from the Character
of Music.

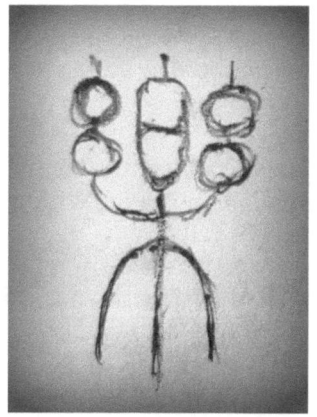 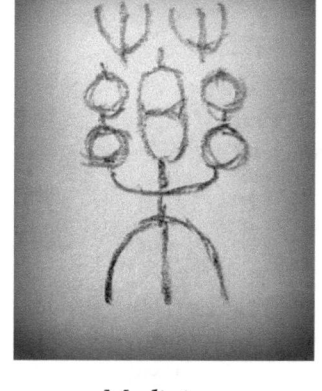

Music *Medicine*

Unsere Vorfahren glaubten, dass Musik die Kraft hat,
die Seele auf eine Art und Weise zu harmonisieren,
wie es die Medizin nicht vermag.
Im alten China war die früheste Verwendung für Musik
die Heilung.

Das chinesische Schriftzeichen für Medizin
leitet sich ursprünglich von dem Schriftzeichen
für Musik ab.

Der Begriff **Kymatik** wurde von dem Schweizer Naturforscher Hans Jenny für die Darstellung von Klängen und Wellen geprägt. Dazu streute er Sand auf eine Glasplatte, welche durch Töne in Schwingung versetzt wurde. Unterschiedliche Töne und Frequenzen ergaben unterschiedliche Muster des Sandes auf der Glasplatte.

Siehe hierzu auch das Buch: Kymatik - Wellenphänomene und Schwingungen, von Hans A. Jenny

Shri Yantra gilt als das heiligste und bedeutendste Yantra. Ein Yantra ist ein geometrisches Diagramm von starker Wirkkraft.

Quelle: wiki.yoga-vidya.de - Shri Yantra

Der Klang OM steht für den transzendenten Urklang, aus dessen Vibrationen, nach hinduistischem Verständnis, das gesamte Universum entstand. Es bezeichnet die höchste Gottesvorstellung, das formlose Brahman, die unpersönliche Weltseele. Diese umfasst das Reich der sichtbaren Erscheinungen und das Reich des Transzendenten.

Quelle: de.wikipedia.org - Om

Science proving the Rishi's Right.

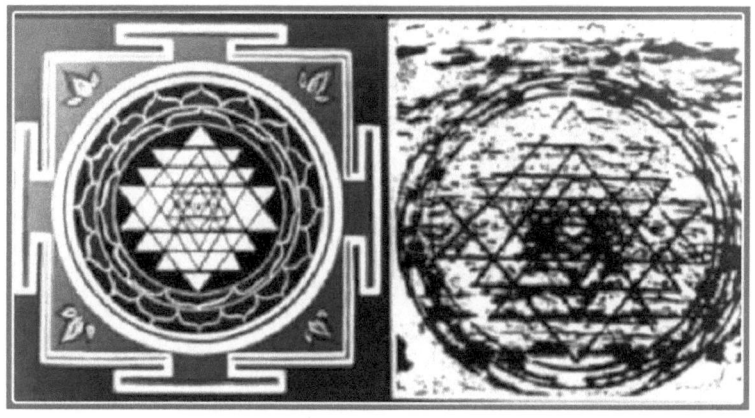

Sri Yantra (OM) Mandala   OM Sound on a Tonoscope

A Comparison of the Similarities
between the Sri Yantra Mandala
and a Tonoscope Picture of the Sound OM.
The Sri Yantra Mandala
is Thousands of Years old.

***

Die Wissenschaft bezeugt
die seherischen Fähigkeiten der Rishis.

Ein Vergleich der Similarität
zwischen dem Sri Yantra Mandala
und eines kymatischen Fotos des Klanges OM.
Das Sri Yantra Mandala
ist tausende von Jahren alt.

***

Der ganze Kosmos,
Tier und Mensch,
die Eigenschaften des Körpers und der Seele,
die Heiligen, die Engel und bösen Geister,
die Gottesmutter, die drei göttlichen Personen:
Alles wird im tönenden Symbol erfasst
und vollendet sich in der himmlischen Harmonie.

(Hildegard von Bingen)

***

So stark leuchtet an Hunderten von Stellen in Hildegards Schrifttum diese Klangbezogenheit auf, dass es einen geradezu wundernehmen müsste, wenn die Heilige nicht auch in eigenen Liedern hätte ausströmen lassen, was im Worte unaussprechbar blieb.

Kommentar zu den Gesängen der Heiligen Hildegard
von Joseph Schmidt-Görg, dt. Musikwissenschaftler

Weiterführende Tipps:

CD: Hildegard von Bingen, Heilende Klänge, Flöte Solo
Tao Meditationen, Querflöte Solo
Klavier-Meditationen 'Touchable' Album I + II
Klaviermusik Alben: Andiana, Jouer du Piano
von Antonia Katharina Tessnow

Alle CD s sind ausschließlich über **amazon.com** *erhältlich.*
Weitere Informationen zu den CD s findest Du im Anhang

Musiktherapie

Der gesamte Umfang des musik-therapeutischen Repertoires lässt sich natürlich nicht in einem Kapitel beschreiben. Bücher wie *'Die Heilkraft der Musik'* von Don Campbell oder *'Aus der Seele gespielt'* von Decker-Voigt geben hierzu einen guten Einblick.

Doch Musik kann auch der Ungelernte, der Laie, therapeutisch anwenden, ist sie doch der älteste Ausdruck, den unsere Seele kennt. Das sogenannte Chanten von Mantras, das Summen oder Singen des Klanges OM, haben tiefgreifende Wirkungen auf uns und unseren Organismus *(siehe das kymatische Foto des Klanges OM)*.

Darüber hinaus kannst Du Instrumente als Ausdruck all jener Gefühle nutzen, für die Du keine Worte findest.

Musik-therapeutisch bedeutet *Instrument* nicht das Spielen eines erlernten, herkömmlichen, bekannten Instrumentes wie Querflöte, Geige oder Saxophon. Musik-therapeutisch bedeutet Instrument *Klang-Macher*. Hölzer, Triangeln, Zimbeln, Trommeln, Kalimbas, Schellen, Rasseln, Händeklatschen und natürlich noch weitere Klang-Macher, gehören meist in die Ausstattung einer musik-therapeutischen Praxis.

Solltest Du nicht weiter wissen, solltest Du Gefühle in Dir spüren, die nach Ausdruck verlangen, für die Du aber keine Worte finden kannst und solltest Du das dringende Bedürfnis spüren, etwas *in Dir* mitteilen zu wollen, was jedoch jenseits der Ebene des intellektuell erfassbaren liegt, dann mögen Dir eventuell Klang-Macher eine Hilfe sein, Dich mitzuteilen.

Wie befreiend kann es sein, durch schlagen einer Trommel mit den bloßen Händen seinem Gefühl Gehör zu verschaffen. Oder dem Rauschen der Fingerkuppen auf dem Fell einer Trommel, das Geräusch des Rieselns, mit den Fingern auf die Trommel getippt, alles, um auszudrücken, wozu es keine Worte gibt.

Solltest Du bei Deinem geliebten Tier Bedürfnisse erspüren, die nach Ausdruck verlangen und in der Welt Gehör finden wollen, können Dir Klang-Macher eine große Hilfe sein, mit denen Du stellvertretend all dem, was keine Worte hat, zum Ausdruck verhelfen kannst.

Ist ein Gefühl einmal ausgedrückt worden, kann es sehr gut sein, dass sich im Energiefeld, also im Informations-Feld, eine Veränderung einstellt, weil *'das, was gehört werden wollte, nun gehört wurde'.* Auf dieser Grundlage können sich Heil-Prozesse in ganz neue Richtungen entwickeln und möglicherweise erst dann Ausgleich, sprich: Heilung erfahren und Frieden finden.

Ich sehe Dich (hebräisch)
direkte Übersetzung ins Deutsche: Ich liebe Dich

Nicht nur auf meiner Webseite bolonka-zucht.de wies ich auf die hebräische Bedeutung des Satzes *Ich liebe Dich* hin, sondern auch schon in diversen Büchern; einfach deshalb, weil ich diesen Gedanken so wichtig und elementar finde.

Geliebtwerden ist im hebräischen gleichzusetzen mit Gesehenwerden – was nicht nur etymologisch von Bedeutung und richtig ist, sondern auch psycho-logisch. Denn in dem Moment, wo wir uns – wo eine Seele sich – gesehen, das heißt: geliebt weiß, kann Heilung eintreten, auf allen Ebenen.

'Sehen' kann ein Mensch ein anderes Wesen jedoch auch mit dem Gehör, im Sinne von 'Wahrnehmen'. Worte, Gefühle und Stimmungen können wir nicht nur mit den Augen sehen, sondern auch mit den Ohren hören, mit dem Herzen fühlen und mit dem inneren Empfinden erfassen, also ganzheitlich *'sehen'.*

Das Sehen, Erkennen und Verstehen einer anderen Seele ist deshalb heilend, weil die andere Seite, wenn sie ganzheitlich gesehen, wahrgenommen, wird, keine Ersatzhandlungen, -verhaltensweisen oder Ähnliches mehr zeigen muss, um sich Gehör zu verschaffen, um gesehen zu werden, um erkannt zu sein.

Höre Deinem geliebten Tier, Deinem geliebten Gegenüber, zu, nehme es wahr, *sehe* es - und es wird sich geliebt fühlen. Und in seiner Seele Heilung erfahren.

Die heilende Wirkung von bewusstem *Sehen und Wahrnehmen* einer Seele gilt übrigens nicht nur für andere Wesen, die Du sehen und in ihrem Innersten erfassen möchtest und denen Du Heilung zuteil werden lassen willst. Sondern dies gilt auch für Dich selbst. Auch Du selbst bist es Wert, von Dir gesehen zu werden, was übersetzt bedeutet: Von Dir geliebt zu werden. Es kann tiefgreifend heilend wirken, tatsächlich Dich selbst zu sehen und von Dir selbst verstanden zu werden.

***

Musik erzeugt eine bestimmte Schwingung,
die unbestreitbar
eine physikalische Reaktion hervorruft.

George Gershwin

aus: Die Heilkraft der Musik - Wie Musik uns helfen kann

***

Wasser energetisieren

Mit Wohlwollen, Gebeten und Wünschen, einer ganz speziellen geistigen und emotionalen Ausrichtung, kann man - laut Masaru Emoto - auch Wasser energetisieren, um heilende Prozesse zu unterstützen. Es gibt heute schon Trinknäpfe für Tiere, die auf der inneren Unterseite ein Symbol, zum Beispiel die Blume des Lebens - Symbol universeller Harmonie - aufgedruckt haben, um das Wasser der Tiere, die daraus trinken, mit der entsprechenden Frequenz anzureichern.

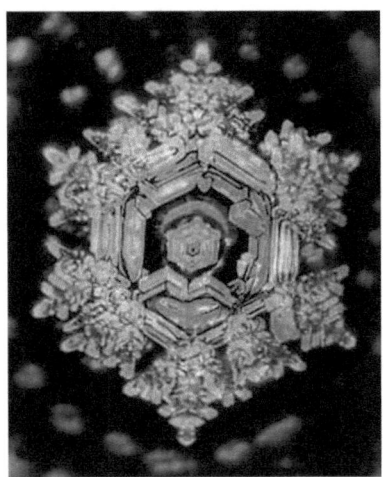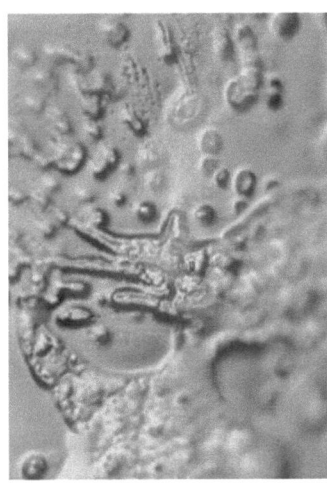

Links: *Ein Wasserkristall aus einem Glas mit der Aufschrift: 'Ich liebe Dich'*
Rechts: *Die Struktur von Wassermolekülen aus einem Behälter mit der Aufschrift: ‚Du machst mich krank'*

Man kann natürlich auch jeden herkömmlichen Trinknapf beschriften oder das Wasser einfach mit guten Wünschen und liebevollen Gedanken 'anreichern'.
In meinem Haus und auf meinem Grundstück habe ich mehrere Wassernäpfe zu stehen. Die Näpfe mit der Blume des Lebens auf dem Grund sind immer als erstes leer. Die Hunde möchten

am liebsten aus diesen Näpfen trinken. Das merke ich daran, dass sie vor dem leeren Napf stehen, wenn sie Durst haben, an die vollen Wassernäpfe, ohne Blume des Lebens, jedoch nicht herangehen.

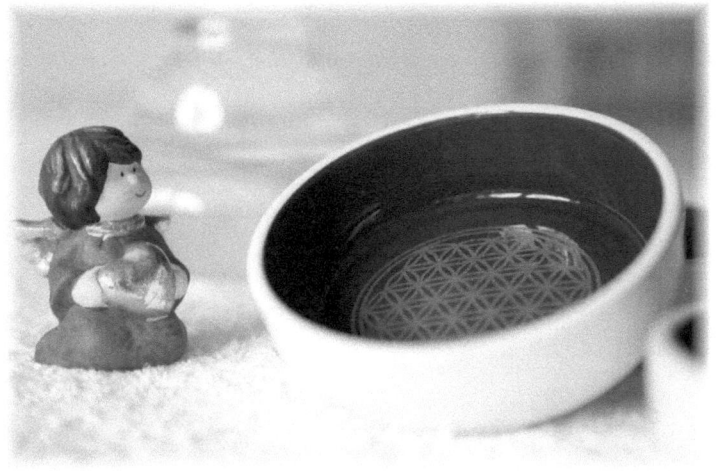

Wassernapft *Blume des Lebens*, den ich gern im Alten Jagdhaus für meine Hunde nutze

Mein Tipp: Belese Dich eingehend über die bahnbrechenden Experimente von Masaru Emoto und experimentiere selbst daheim mit unterschiedlichen Aufschriften und Symbolen auf Wasserbehältern und beobachte, was sie für Wirkungen zeitigen. Im Internet gibt es zudem eingängige Videos zum Thema.

Auch Gieß-Wasser für Pflanzen kann man auf diese Weise energetisch anreichern.

Weiterführende Tipps:

Film: - What the Bleep do we know?
*   - Die Gabe in Dir*

Dasselbe Prinzip, das für Aufkleber auf Wasserflaschen gilt, gilt auch für Tätowierungen unter der Haut, die wir lebenslang mit uns tragen. Wer dazu mehr wissen möchte, und diese Möglichkeit vielleicht sogar für sich nutzen will, dem sei das Buch *Weißt Du, was Du mit Dir trägst?* empfohlen, in dem einschlägig auf die Wirkungen von Tattoos und deren Langzeitfolgen eingegangen wird.

Weitere Infos zu diesem und weiteren Büchern findest Du im Anhang.

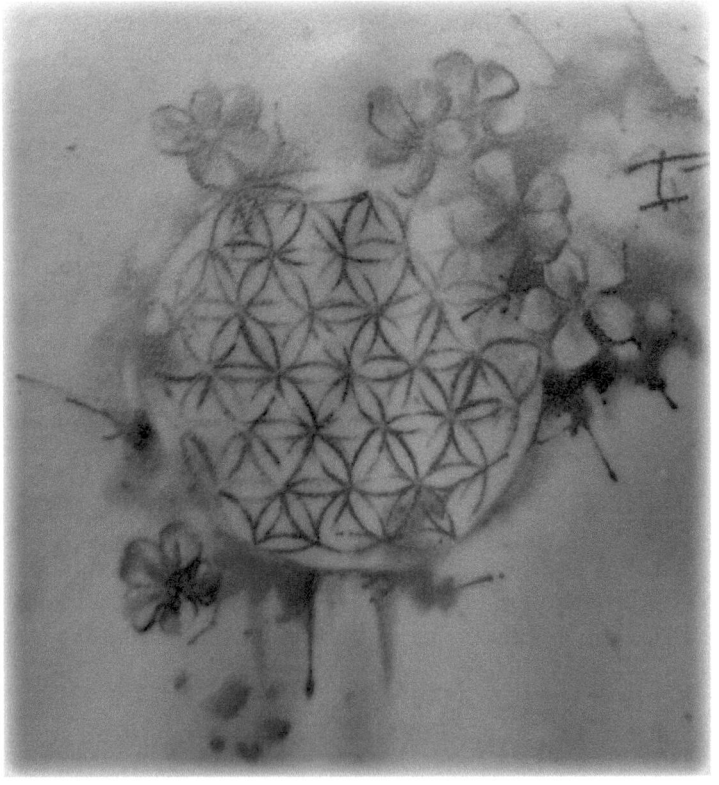

Tattoo *Blume des Lebens*, Rücken, zwischen den Schulterblättern

Talismane - Glücksbringer

Wir alle kennen das: Ein Gegenstand steht bei uns zu Hause und erinnert uns an etwas oder jemanden Bestimmtes. Dieser Gegenstand steht irgendwie mit einer Person, einem Ereignis, einem Ort, einer Zeit, in Verbindung. Auf besondere Weise fühlen wir uns durch diesen Gegenstand mit ihnen verbunden, vielleicht sogar in den Moment zurück versetzt, in dem wir den Gegenstand erhielten. Wir können das Gefühl von damals wieder spüren, können die Person, das Bild, den Ort, die Stimmung der Situation wahrnehmen, die mit dem Gegenstand irgendwie 'zu tun haben'.

Es gibt unterschiedliche Rituale, wie Du Gegenstände mit Energie anreichern und diese mit entsprechenden Wünschen und Gedanken in Verbindung bringen kannst. Die Souvenir-Läden sind voll von Gegenständen, die Dich erinnern, die Dich mit Moment verbinden sollen. An markanten Orten wie seltenen Bauwerken, Sehenswürdigkeiten, Ausflugszielen, sogenannten Touristenattraktionen, sind diese Läden zu finden. Weil oftmals Menschen hier her kommen, die viel Mühe, ja sogar lange Reisen auf sich genommen haben, um diesen Ort zu besuchen. Sie nehmen sich dann ein 'Souvenir' mit, mit dem sie für immer diesen Augenblick, diesen Tag, dieses Gefühl, die Stimmung und Erinnerung, konservieren und bei sich behalten können.

Diese Technik kann man jedoch auch ganz bewusst anwenden, um einen Gegenstand seiner Wahl mit eigenen Gefühlen, Wünschen, ja eigenen Frequenzen, ganz gezielt und bewusst 'zu beleben'.

Wie funktioniert das praktisch? Was muss ich tun?

Nimm Dir einen Gegenstand Deiner Wahl. Du kannst unterschiedliche Techniken anwenden, von denen hier nur ein paar Beispiele als Inspirationen aufgeführt sind. Deinen eigenen Ideen sollen dadurch jedoch keine Grenzen gesetzt sein.

- Halte den Gegenstand in Deinen Händen. Versetze Dich in genau *das* Gefühl, mit dem Du diesen Gegenstand 'aufladen' möchtest. Mache die dazugehörige Emotion so stark wie möglich, bade förmlich darin und stelle Dir vor, wie all die gewünschten Frequenzen in diesen Gegenstand einfließen. Wenn Du spürst, dass der Fluss der Energie nachlässt und die Sitzung 'zu Ende geht', schließe das Ritual nach eigenem Ermessen ab.

Du kannst Dich im Anschluss bedanken und den Gegenstand symbolisch versiegeln. Du kannst visualisieren, wie der Gegenstand von nun an genau *die* Frequenzen ausstrahlt, die Du ihm verliehen hast; und wie der Gegenstand nun jedem, der mit ihm in Berührung kommt, genau *die* Kraft zuteilwerden lässt, die Du ihm gegeben hast.

- Du kannst den Gegenstand bei Dir tragen, zum Beispiel zu einem Dir wichtigen Ereignis oder einem Dir wichtigen Ort. Lasse den Gegenstand dort. Vielleicht sogar für ein paar Stunden, Tage? Wenn das nicht möglich ist, dann stelle Dir ganz bewusst vor, wie die Schwingungsfrequenz dieses Ortes, dieses Ereignisses, in diesen Gegenstand einfließt. Stelle zwischen diesem Ort und dem Gegenstand eine Verbindung her und festige sie, indem Du ganz bewusst die Energie zwischen Ort und Gegenstand fließen lässt. Stelle Dir vor, wie die Energie dieses Ortes praktisch in diesen Gegenstand einfließt. Lass dies so lange geschehen, wie es braucht. Versiegt der Energiefluss oder auch Deine Konzentration - woran Du spüren kannst, dass das Ritual sein Ende findet - beende dieses Vorgehen mit einem Schlusswort oder einer Geste. Bedanke Dich.

***

Wenn Deine Absicht
im Einklang mit dem Universum ist,
beginnen Dinge zu geschehen.

***

Schwarzmagische Rituale, die zerstörerisch wirken

Eine Warnung

Schwarze Magie beschreibt das Gegenteil von Heilung: Zerstörung. 'Schwarzmagische Rituale' bezeichnet das Nutzen all der bisher beschriebenen Techniken für zerstörerische Zwecke, die der Heilung zuwiderlaufen.

Natürlich kannst Du sowohl das Auflegen von Händen, das Energetisieren von Wasser, sowie das Energetisieren von Gegenständen für zerstörerische Zwecke nutzen. Das geht genauso *'einfach'*, wie das Arbeiten mit positiver Energie. Es sei hier jedoch dringend darauf hingewiesen, dass jemand, der sich einmal als Kanal für dunkle, zerstörerische Kräfte zur Verfügung gestellt hat, diese in der Regel sehr schwer wieder loswird. Die Aus-Wirkungen dieser lebens-verneinenden Energie bekommt man selbst mindestens ebenso zu spüren, wie dasjenige Wesen, auf das sich die Zerstörung richten soll - wenn nicht sogar noch mehr. Der Preis, den man für schwarzmagische Rituale bezahlt, ist um ein vielfaches höher, als der 'gewünschte' Schaden, den man anderen damit zufügt. Darum hört man immer wieder Legenden von Menschen, die nur deshalb schwarzmagisch wirkten oder zaubern konnten, weil sie *'ihre Seele dem Teufel verkauft haben'*.

Dieser Satz steht sinnbildlich für den Prozess der Hingabe an zerstörerische und lebensfeindliche Frequenzen. Diese Frequenzen werden in kurzer Zeit dem sich ihnen Hingebenden solch ein Leid und solch eine Qual zufügen, dass hier dringend davon abzuraten ist, die in diesem Buch beschriebenen Techniken und Rituale mit zerstörerischer Absicht anzuwenden.

Mein dringender Tipp: *Lass die Finger davon!* Die in Erscheinung tretenden Frequenzen, die Du damit rufst, können nicht nur für die anderen, sondern vor allem für Dich selbst einen fundamentalen Schaden auf den Plan rufen, der allumfassend vernichtend wirkt und nicht so leicht wieder umkehrbar ist.

Schäden, die durch das Anrufen und Stark-machen dunkler Energie-Frequenzen und dem Ausüben satanistischer und teuflischer Rituale hervorgerufen werden, zeigen sich unter Umständen in unheilbaren Krankheiten und unaushaltbaren Leiden, an denen schon so manch ein Mensch, der die Finger davon nicht lassen konnte, zugrunde ging. Wahnsinn, Depressionen, suizidales Verlangen, Krankheiten, Aussatz und Leiden aller Art sind die gängigen Folgen, um hier nur ein paar wenige zu nennen.

***

Das Werkzeug der Behexung ist nichts anderes
als das große magische Agens selbst,
welches unter dem Einfluss eines bösen Willens
tatsächlich zum Dämon wird ...
... deshalb wird jegliche
gegen den Nächsten gerichtete
feindliche Handlung
von der sittlichen Theologie
als Mord gewertet.

Éliphas Lévi

Aus: Transzendentale Magie, Dogma und Ritual der Hohen Magie,
Éliphas Lévi 1854

***

Das Gebet

Ganze Bibliotheken könnte man wahrscheinlich über das Thema des Betens füllen. Doch weißt Du tatsächlich, was es ganz speziell *für Dich* bedeutet?

Beten ist eine sehr persönliche Sache, die jeder ganz individuell für sich ausprobieren und erkunden muss. Doch allgemein kann man dazu Folgendes sagen:

Das Wort Beten kommt von Bitten. Das Gebet ist also immer auch eine Bitte. Eine Bitte für etwas, für einen Zustand, für Ereignisse, für Heilung.

Im Beten, also im Bitten, senden wir einen Wunsch aus. Wir teilen uns mit, wir stellen unsere Bedürfnisse, unsere Vorstellungen und Sehnsüchte in den Raum, in der Hoffnung, dass sie 'gehört', vielleicht sogar beantwortet werden.

Heute wissen wir, was uns nicht nur die Wissenschaftler der Astrophysik und Teilchenmechanik berichten, dass man tatsächlich sein Leben beeinflussen kann, indem man sich das Gefühl, den Zustand, das Gewünschte, so real wie nur irgend möglich vorstellt, um auf diese Weise all dies praktisch schon *vor* dem eigentlichen Eintreten *'zu verwirklichen'*. Die Theorie ist, dass die Realität - also Dein *Außen* - sich entsprechend konfigurieren wird, wenn Dein *Innen* die entsprechende, gewünschte Frequenz bereits aussendet.

Doch wie macht man das? Und gibt es dafür eine Methode?

Klar gibt es die, sonst wären wir in diesem Text nicht bei dieser Frage angelangt. Das Geheimnis ist eigentlich mit dem Wort Beten - Bitten - verschleiert. Wirklich realisieren, also 'real werden lassen', kannst Du das Gewünschte vor allem, wenn Du Dir vorstellst, es sei bereits da. Wenn also real existiert, was Du Dir sehnlichst wünschst, was ist dann der natürliche Impuls? - *Danken*

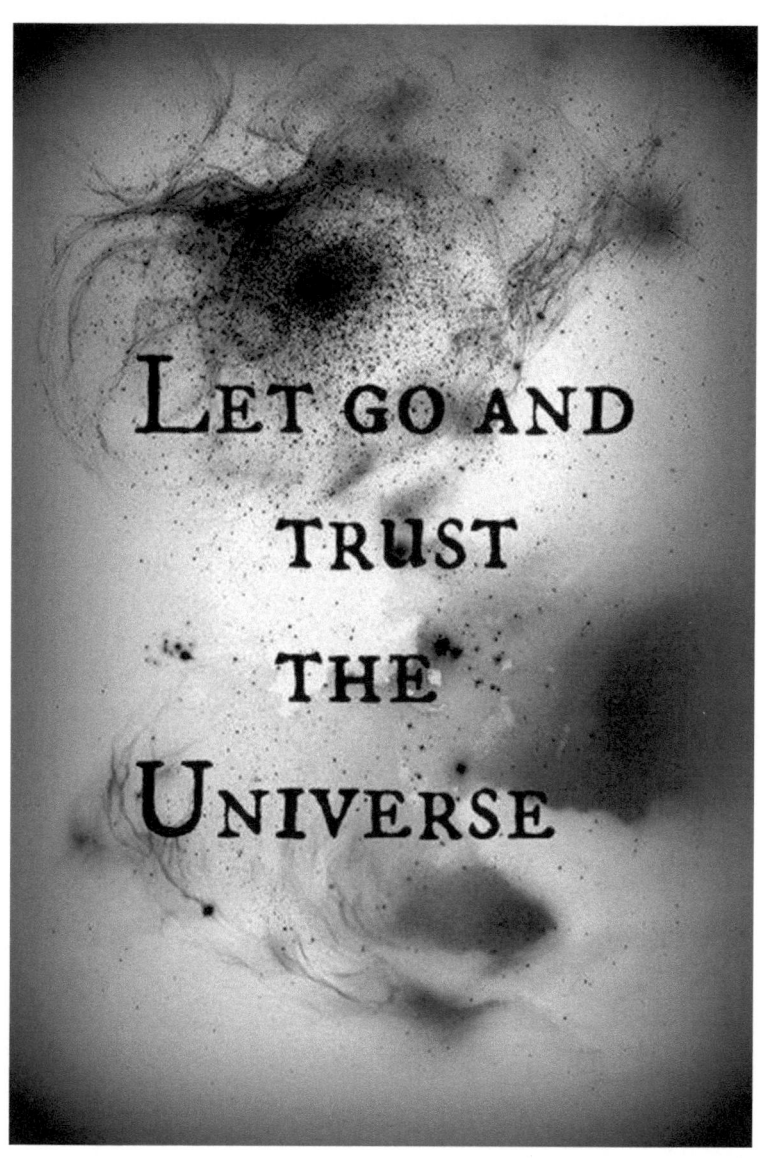

LET GO AND
TRUST
THE
UNIVERSE

Lasse los
und vertraue dem Universum

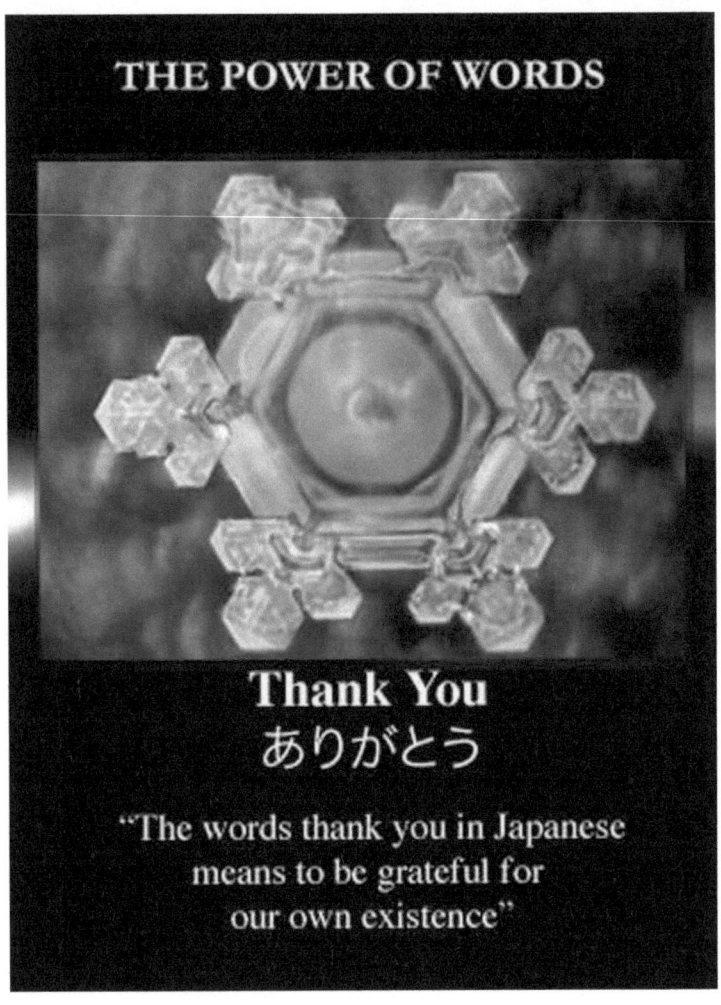

THE POWER OF WORDS

Thank You
ありがとう

"The words thank you in Japanese
means to be grateful for
our own existence"

Buchcover des Buches von Masaro Emoto 'The Power of Words'

Die Worte 'Danke Dir' bedeuten auf Japanisch
'Dankbar sein für unsere eigene Existenz'

The Power of Prayer vs. the Power of Thankfulness

Die Dankbarkeit ist praktisch die umgekehrte Kraft des Gebetes: Wenn das Bitten von Dir in die Welt hinausgeht, also etwas ist, dass Du in die Welt aussendest, dann ist die Dankbarkeit eine Energie, die von außen nach innen geht, also etwas, das Du empfängst. Der Dank macht den Weg frei für all das, was Du hoffst, sich in Deinem Leben einstellen wird.

Du wünschst Dir Frieden? - Dann bedanke Dich für den Frieden, und er wird sich praktisch im selben Augenblick einstellen, in dem Du Dich - durch die Dankbarkeit - für das Einlassen des Friedens öffnest.

Du wünschst Dir, geliebt zu sein? - Bedanke Dich dafür, wie sehr Du geliebt bist und in dem Maße, wie Du Dich durch die Dankbarkeit für das Geliebt-sein öffnest, wird sich das Geliebt-sein zu Dir gesellen, sozusagen.

Das Gebet, die Bitte, ist ein Weg, zu formulieren und Dir bewusst zu machen, was Du Dir von der Welt erhoffst. Der Dank jedoch ist der Weg, der die Tür zwischen Dir und der Welt öffnet und all dem, was Du erbeten hast erlaubt, in Dein Leben einzutreten.

Je dankbarer Du bist, umso zufriedener und erfüllter wird demnach auch Dein Leben sein. Je dankbarer Du für die Heilung bist, die Du Dir wünschst, umso offener bist Du als *der* Kanal, durch den eben dieses Bewusstsein - das Bewusstsein des Heil-Seins, der Liebe, des Friedens - fließen kann. Und je offener Du als Kanal für all die Dinge bist, die Du empfangen und anderen geben möchtest, umso mehr schwingt Dein gesamtes So-Sein auf dieser Frequenz. Durch die Dankbarkeit stellst Du praktisch den Sender, *der Du bist*, auf genau das ein, was Du empfangen willst.

Das Gebet sendet, die Dankbarkeit empfängt.

Um Kanal sein zu können, um sich für *das* zu öffnen, was sein soll, um sich selbst aus dem Weg zu gehen und Heilung zu ermöglichen, ist das Empfangen von allergrößter Bedeutung.

Öffne die Tür, indem Du dankst. Und dann lasse alle Energie fließen, die aus den Tiefen des Raumes, des unendlichen Kosmos', von dem Du ein Teil bist, durch Dich hindurch strömen möchte, zu dem, was Du liebst, was Du erreichen willst, was Heilung benötigt.

***

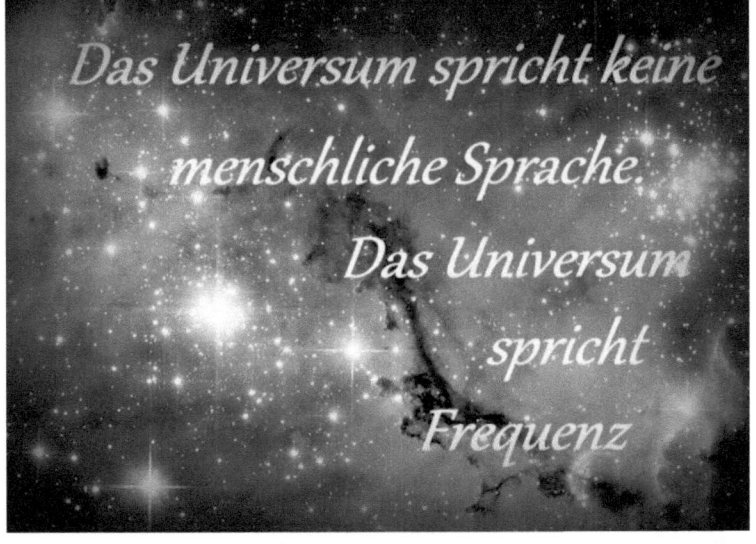

Das Universum spricht keine menschliche Sprache. Das Universum spricht Frequenz

***

Wertschätzung

Das Leben und unser Dasein ist das große Wunder allen Seins. Die Frage, ob es noch andere gibt, wie uns, ist eigentlich müßig. Denn ebenso, wie jede Eisblume am Fenster unter all den Myriaden von Eisblumen in dieser einen Konfiguration nur ein einziges Mal existiert, so kann es auch genauso eine Konfiguration wie die unsere - das Sonnensystem, die Elemente, die Erde, die Arten - ebenfalls nur ein einziges Mal geben. Genau wie jeder Mensch, jedes Tier, jedes Wesen in dieser einen Art nur ein einziges Mal existiert, so existiert auch all das, was wir hier sehen, anfassen und erleben dürfen, in dieser bestimmten Art und Weise nur ein einziges Mal. So etwas, wie das hier von uns erlebte, ist einmalig. Das gibt es kein zweites Mal.

Das Wunder allen Lebens und aller Existenz, ja aller Schöpfung, offenbart sich dem, der hinsieht. Das große Staunen über all das Erschaffene, das uns vor unseren Augen in Fülle gegeben ist und sich in der Natur entfaltet, ist nicht mit Worten zu umschreiben und wird jenen offenbar, die sich dem Staunen öffnen.

Das große Geschenk, das wir erfahren dürfen, wenn ein Tier - in meinem Falle ist es der Hund - uns liebend zugewandt ist und wir einander erfahren dürfen, sehen dürfen, erleben dürfen und lieben dürfen - wird uns zuteil, wenn wir uns dankend der Liebe öffnen und sie einlassen. Auf diesem Wege kann auch die Heilung zu uns finden. Was für ein Geschenk! Was für ein Wunder der Wunder dieser Welt!

Erst kürzlich machte ich in meinem näheren Umfeld die Erfahrung eines Mannes, der meinte, in der Gegenwart einer Frau, die er für sich erwählt hatte und die er am liebsten heiraten wollte, 'nichts' zu erhalten und von ihr permanente Bezahlung forderte.

Wie groß ist die Armut eines Mannes, der um eine Frau wirbt, und weder das Zusammensein mit ihr, das Erleben von ihr, die Anteilnahme an ihrem Leben, die Freude ihr Freude zu machen, ihr Da-Sein, und das, was sie für ihn tut, als einen Wert erkennt - sondern als einzigen Wert nur Geld kennt? Wie groß ist die Wahrscheinlichkeit, dass solch eine Frau sich von einem solchen Mann abwendet und keine Gefühle für ihn entwickeln kann, weil er nur Geld schätzt, und gleichzeitig den Wert ihres Da-Seins, seiner An-Teilnahme an ihrem Leben, mit dem Wort *'nichts'* betitelt?

So ergeht es im übertragenen Sinne auch Deinem Tier, und Deinem geliebten Nächsten, schätzt Du ihr Dasein nicht wert, sondern schätzt Du sie nur dann, wenn Du einen materiellen Gewinn von ihnen hast, einen materiellen oder praktischen Nutzen, anstatt ihre pure Anwesenheit, ihre reine Existenz, als Gewinn in Deinem Leben zu sehen und zu erkennen.

Kannst Du ihnen gegenüber keine Wertschätzung in Form von Anerkennung und Dankbarkeit darüber spüren, dass sie Teil Deines Lebens sind und Du die große Ehre hast, an ihrem Leben teilzunehmen, wird sich das schnell auf ihr Befinden, auf ihre Gefühle und damit auf ihre Beziehung zu Dir auswirken. Und am Ende auch auf ihr gesamtes Wohlbefinden - ihre Gesundheit.

Wie wertvoll ist die Anwesenheit, das Erleben eines geliebten Wesens, die Anteilnahme am Leben eines anderen Geschöpfes? Wie unbezahlbar ist das unmittelbare Erleben jener, die wir lieben?

Das Gefühl, wertgeschätzt zu werden, das Gefühl, dass jemand über *Dein alleiniges Dasein* glücklich ist, hat in sich schon eine heilende Wirkung.

Beginnst Du also Deine Heilsitzung, dann bedanke Dich dafür, dass Du in diesem unendlichen Raum, in der endlosen Abfolge Millionen von Millionen von Zeitaltern, das große, ja unbeschreibliche Glück hast, ganz speziell diesem einen, speziellen Wesen vor Dir begegnet zu sein und ihm Deine Liebe schenken zu können.

Bedanke Dich weiter für all das, wofür Du einst gebetet hast und was Du nun empfängst.

Und dann beginne mit Deiner Heil-Sitzung.

***

*What
if every Snowflake
was a message from Nature,
containing the secret Code of Life?
What if, likewise, every Wind, every Flower,
every Ladybug ...
and maybe, each of us ourselves,
were the Message?*

***

*Was,
wenn jede Schneeflocke
eine Botschaft der Natur ist,
die den geheimen Code des Lebens in sich trägt?
Was, wenn ebenso, jeder Windhauch, jede Blume,
jeder Marienkäfer ...
und vielleicht jeder von uns
eine Botschaft ist?*

Akemi G.

***

Gemeinsam verbrachte Zeit

Wertschätzung kannst Du vor allem dann zeigen, wenn Du Dir Zeit nimmst und Dich Deinem Tier mit Deiner vollen Aufmerksamkeit widmest - und nicht, indem Du Dein geliebtes Tier nebenbei mitlaufen lässt, während Du fernsiehst oder im Internet surfst oder telefonierst. Natürlich kannst Du auch während eines Telefonates Deinem geliebten Tier Zuwendungen zukommen lassen, doch das ist kein Ersatz für ganz bewusst miteinander verbrachte Zeit, in der Dein geliebtes Tier oder Dein geliebter Nächster Deine volle Aufmerksamkeit geschenkt bekommt.

Es müssen nicht gleich viele Stunden am Stück sein. Ein Zuviel kann leicht überfordern und immer im Rampenlicht Deiner Aufmerksamkeit zu stehen, kann für Dein geliebtes Tier mitunter sehr anstrengend sein. Meinen Hunden, den Bolonkas, reichen 10 - 20 Minuten in ihren Wach-Phasen, in denen ich ganz bei ihnen bin, um von meiner Aufmerksamkeit praktisch 'gesättigt' zu sein. Oft gehen sie, nachdem ich ihnen meine volle Aufmerksamkeit geschenkt habe, von ganz allein wieder ihrer Wege. Nun habe ich allerdings auch ein Rudel, in dem die Dynamik eine andere ist, als bei einem Einzel-Tier.

Dennoch - wenn es die Situation erlaubt und Dein geliebtes Tier Dich ganz offenkundig braucht, ganz offensichtlich gesehen werden möchte, dann schenke ihm Deine Beachtung und *sehe es* - ganz bewusst. Denn Gesehen-werden ist gleichzusetzen mit Geliebt-werden. Das gilt für unsere Tiere ganz besonders.

Natürlich kannst Du nicht immer einfach alles aus der Hand fallen lassen und Dich sofort Deinem Tier widmen, wenn es dies einfordert. Doch versuche - vor allem während eines Heilungsprozesses - so gut es Dir möglich ist, Dein geliebtes Tier ganz bewusst zu sehen, es wahrzunehmen und ganz gezielt Zeit mit ihm zu verbringen. Bewusst gemeinsam verbrachte Zeit wird jede Heilung unterstützen und wirkt bei gesunden Tieren krankheitsvorbeugend, quasi prophylaktisch. Und am Ende eines Lebens wissen wir alle: Es gibt auf der ganzen Welt keinen Ersatz für gemeinsam verbrachte Zeit. Nutze sie!

Der Mensch - zum Seelsorger berufen

Der Mensch kann dem Tier etwas geben, was sich Tiere untereinander nicht geben können. Dadurch, dass der Mensch ein anderes Bewusstsein hat, dadurch, dass wir als Menschen unsere eigene Realität kreieren können, und weil es einen so großen Unterschied macht, *wie* wir unser Gegenüber sehen, können wir Tieren ganz allgemein Gefühle vermitteln, die sich Tiere untereinander nicht vermitteln können.

Tiere haben innerhalb einer Art ein artspezifisches Zugehörigkeitsgefühl, wie die Hunde in meinem Hunderudel, und verhalten sich auch artspezifisch; oder mit anderen Worten ausgedrückt: Sie verhalten sich so, wie es die Informationen im morphogenetischen Feld für ihre Rasse vorgeben. Natürlich besteht ein Rudel aus Individuen, die alle einen eigenen Charakter haben. Doch ich sehe an meinem Bolonka-Rudel: Auch wenn sie noch so klein, noch so süß sind, am Ende sind es Hunde und am Ende benehmen sie sich wie Hunde.

Der Mensch kann den Tieren einen unglaublichen Schaden und ein unglaubliches Leid zufügen. Er kann den Tieren Qualen bereiten, welche sich die Tiere untereinander - vor allem innerhalb einer Rasse - nicht antun würden. Tiere quälen nicht 'aus Spaß', oder 'aus Langeweile', oder aus anderen Beweggründen, die allein einem kranken, *menschlichen* Geist entspringen. Wie tief der Mensch die seelische Verfassung eines Tieres beeinflussen kann, verdeutlicht sich eben auch an dem unglaublichen Leid, welches wir über die Tiere bringen können. Der Mensch kann die Tiere in Gefühle stürzen, die sie ohne uns nicht kennen würden.

Das gilt jedoch genauso für das Gegenteil: Der Mensch kann den Tieren positive und lebensbejahende Gefühle vermitteln, die sie ohne uns ebenso nie erleben würden.

Der Mensch kann durch seine Fähigkeit zu Lieben, zu Umsorgen und Heilung zu bringen, den Tieren ein Gefühl vermitteln, was für die Tiere in ihrer Welt absolut einmalig ist. Und auch das sehe ich an meinen Hunden in meinem Rudel: Auf der einen Seite sind sie alle zusammen, sie spielen, sie toben auf der großen Wiese herum und der Mensch ist sicher kein Ersatz für den Artgenossen. Wenn *ich* jedoch auf den Plan trete, dann ist es der Mensch, zu dem es diese Tiere hinzieht. Untereinander sind sie Kumpels, und sie liegen auch mal beieinander wenn sie schlafen - man nennt das 'Kontaktliegen'. Aber liebevolle Zuwendung in Form von Streicheln, Liebkosungen und Schmusen können sie sich untereinander nicht geben. Die Vermittlung des tiefen Gefühls der Liebe, der Fürsorge und der Sorge um ihre Seelen, so wie wir Menschen sie erleben können, ist ein einmaliges Geschenk, welches nur der Mensch in dieser Form den Tieren machen kann.

Die menschliche Liebesfähigkeit kann für die Tiere ein genauso großes Geschenk und ein genauso großer Segen sein, wie auf der anderen Seite der menschliche Hass und die menschliche Zerstörungswut ein Fluch für sie sind.

Die Tiere beschenken uns mit ihrer Reinheit und Echtheit; und der Mensch kann sich mit seiner Liebe und Fürsorge für ihre Geschenke bedanken.

Die Tiere beschenken uns mit ihrer ungeteilten Aufmerksamkeit und Authentizität; der Mensch kann ihnen innere und äußere Wärme, Nahrung und Schutz bereitstellen.

Die Tiere beschenken uns mit ihrer Hingabe und Treue; der Mensch kann mit seinen Fähigkeiten zu Heilen und ihre Seelen zu umsorgen ihren Geschenken entgegenkommen.

Nimm das große Geschenk des Menschseins an und versuche, so gut es geht, diesem gerecht zu werden. Beschenke die Welt mit Deinen heilenden Fähigkeiten, die nur Du - Du allein - als der Mensch, der Du bist, Deinem geliebten Tier zu geben vermagst und die Dir als Gaben mit auf Deinen Lebensweg gegeben wurden - um die Welt damit zu bereichern und zu heilen.

***

Wir schenken unseren Tieren
ein klein wenig Liebe und Zeit;
dafür schenken sie uns restlos alles,
was sie zu bieten haben.
Es ist zweifellos das beste Geschäft,
was der Mensch je gemacht hat.

Roger A. Caras

***

Natur oder:
Selbstreinigung und Aufladen eigener Energie

Die Natur heilt. Wir wissen das. Wir spüren das instinktiv.
Doch warum ist das so?
Die Natur ist immer genau so, wie sie ist. Kein Baum versucht, etwas anderes zu sein, als er ist. Kein Strauch möchte etwas darstellen. Keine Blume lügt Dich an. Jeder noch so kleine Grashalm ist absolut authentisch.
Die Natur ist einfach da. Sie will nichts sein, was sie nicht ist. In der Natur können wir uns sicher fühlen, weil sie klar ist, in ihrer vollen Größe sichtbar ist, nichts verbirgt und tief in sich selber ruht, im Einklang mit den Gesetzen des Kosmos. Und das nicht nur im übertragenen oder philosophischen Sinne.

Der Mathematiker Lawrence Edwards führte Untersuchungen an Blattknospen großer Laubbäume durch, die Fred Hageneder in seinem Buch *'Der Geist der Bäume - eine ganzheitliche Sicht ihres unerkannten Wesens'* wie folgt beschreibt:

'Viele Winter lang untersuchte Edwards lebende Knospen täglich vor Ort. Nach Tausenden und Abertausenden von beobachteten Knospen, hauptsächlich von Eiche, Buche, Esche, Ulme, Birke, Kirschbaum aber auch von Pflanzen wie Geranie oder Schlüsselblume, zeigte sich deutlich, dass sie alle ungefähr vierzehntägigen Rhythmen folgten.
Die Pulse dieser Rhythmen geschehen immer dann, wenn Erde, Mond und ein dritter Planet - für jede Pflanzengattung spezifischer Himmelskörper - in einer Linie stehen. Die Eichenknospen schwellen bei jeder Mond-Mars Konjunktion und Opposition leicht an und wieder ab, die Buchenknospen reagieren auf die entsprechenden Mond-Saturn Konstellationen, die Ulme ist in ähnlicher Weise mit dem Merkur verbunden, die Esche mit der Sonne und die Birke mit der Venus. Die Blattknospen der Kirsche reagieren auf Vollmond (Sonne-Mond Opposition) und Neumond (Sonne-

Mond Konjunktion). Dies sind wohlgemerkt messbare Vorgänge und keine philosophischen Zuordnungen.'

Alles Seiende ist Ausdruck kosmischer Frequenzen, und umgekehrt finden die energetischen Konfigurationen unseres Sonnensystems ihren Ausdruck hier auf der Erde. Und das nicht nur in den Pflanzen, sondern in jedem lebenden Wesen, wozu auch Du, Dein geliebtes Tier, Dein geliebter Nächster, gehören. Aber auch alle Erden und Gesteine sind Teil des Großen Ganzen, denn auch sie sind der Ausdruck bestimmter universeller Frequenzen. Darum kann man sie ebenfalls zu heilenden Zwecken einsetzen.

***

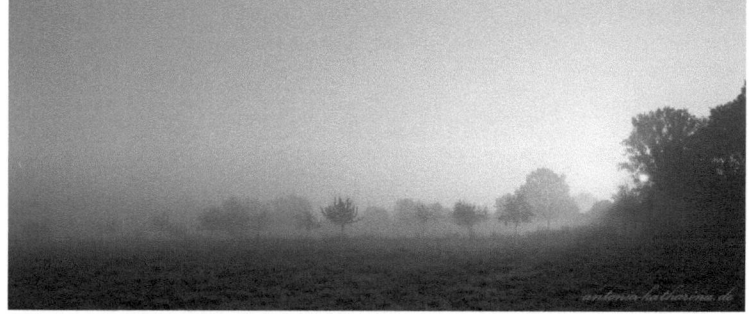

***

Die Natur heilt uns von der Welt der Menschen durch ihre Echtheit, und durch ihre absolute Klarheit, durch ihr ungestörtes So-Sein, welches uns erlaubt, in eben diese Schwingungsebenen einzutauchen. Die unberührte Welt der Tiere, Pflanzen, Erden und Gesteine erlaubt uns, all das loszulassen, was 'nicht echt', 'nicht wichtig', 'uns nicht entsprechend' ist.

Wir dürfen in Gegenwart der Natur sein, was sie uns vorlebt: Echt. Jede Spannung, ob sie sich aus dem Innern oder dem Außen eingestellt hat, darf losgelassen werden und wir dürfen einfach sein - sein, was und wer wir sind. Ohne festgehalten zu werden oder selber festhalten zu müssen. Ohne sein zu sollen oder etwas zu müssen. Ohne Mühe. Ohne Aufwand. Ohne Hast. In Stille. In Frieden. In absoluter Annahme all dessen, was wir zu sein bestimmt sind.

Wer die Natur in all ihrem Wesen annehmen und sich auf sie einlassen kann, wird unwillkürlich das Gefühl von Verbundenheit, Ganzheit und darüber hinaus Heilung erfahren.

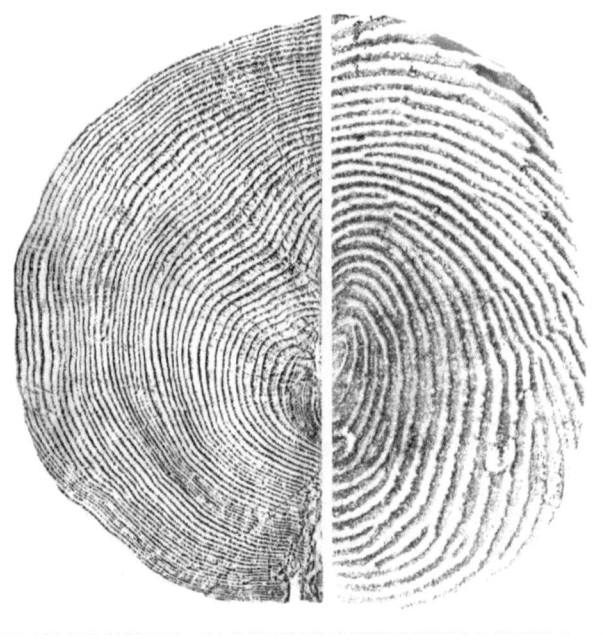

Links: Die Jahresringe eines Baumes
Rechts: Ein menschlicher Fingerabdruck

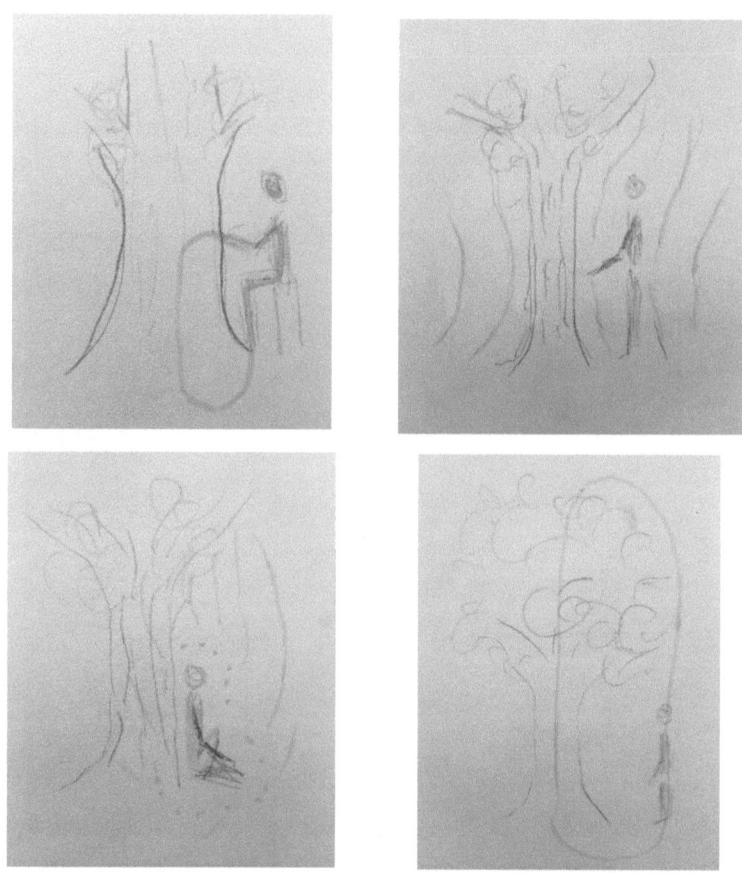

Beispiele für den Energieaustausch zwischen Baum und Mensch

Um jedes lebende Wesen schwingt ein elektromagnetisches Feld, auch *Aura* genannt. Wenn Du Dich drauf einlässt, kannst Du ganz bewusst Kontakt zu Bäumen aufnehmen und die Energie, die sie ausstrahlen, in Deiner Meditation und/oder bei Deiner Energiearbeit nutzen.

Die Bilder sollen Deine Fantasie anregen, was für Möglichkeiten Du zur Kontaktaufnahme und dem Energieaustausch hast. Nutze dabei die Kraft der Visualisation.

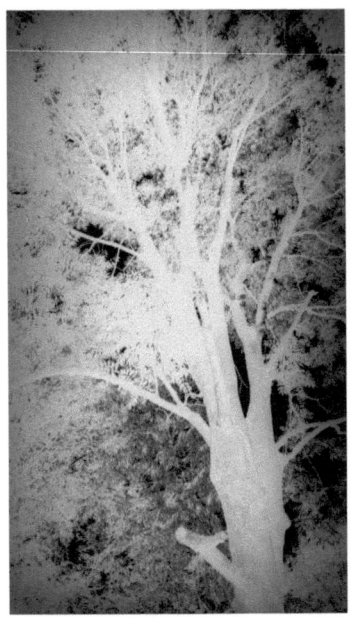 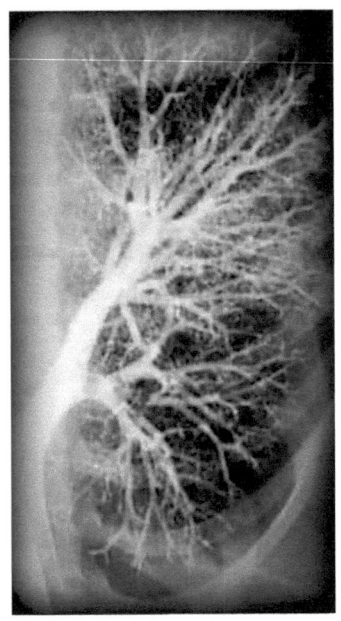

Baum   *Lunge*

Wir atmen ein,
was die Bäume ausatmen
und umgekehrt.

Alles interagiert.

***

Steine

Unterschiedliche Steine 'verkörpern' unterschiedliche Frequenzen, unterschiedliche kosmische Schwingungs-Muster. Darum kann es auch eine heilende Wirkung haben, Steine bei sich zu tragen.

Die Auswahl an sogenannten Heilsteinen ist immens. Doch auch jeder andere Stein kann heilende Wirkung haben; und das nicht nur im Sinne eines Talisman, obwohl sich die naturgegebene Schwingung eines Steins mit der Bedeutung, die er durch Dein Bewusstsein zusätzlich erlangt, verbinden kann und somit beide Frequenzen auszustrahlen vermag.

Willst Du Steine zur Hilfe nehmen, um einen Heilungsprozess zu unterstützen, dann horche vor allem innerlich darauf, zu welchem Stein es Dich in dem Augenblick der Fragestellung hinzieht. Solltest Du eine Auswahl an Heil-Steinen vor Dir haben, zum Beispiel in einem Geschäft, auf einer Messe oder auch in der Natur auf einem mit Steinen übersäten Weg, dann horche auf Deinen inneren Impuls, der Dir während der Konzentration auf Deinen Wunsch den 'richtigen' Stein zeigen wird. Dort greife hin und vertraue.

Vertraue darauf, dass Dich die universelle Harmonie, die immer nach Heilung und Ganzheit strebt, präzise leitet.

Vertraue darauf, dass Du nicht fehl gehen kannst, sondern dass das Leben *für* Dich ist, und nicht gegen Dich; und Dir in Deinem Prozess des Stirb und Werde beistehen und immer helfen wird.

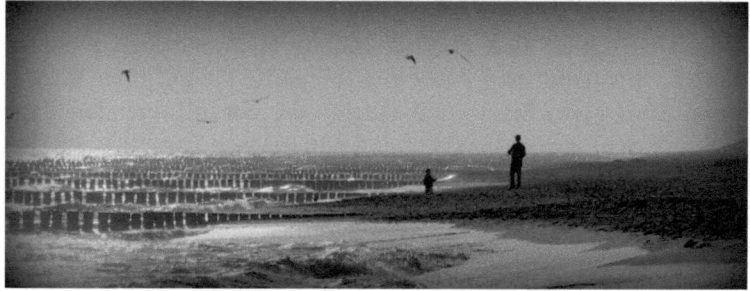

Erde

Erde heilt nicht nur, sie reinigt auch. Und das nicht nur äußerlich, sondern auch innerlich.

Äußerlich ist die Anwendung von Erde vor allem in der Form sogenannter *Schlammbäder* bekannt. Erde bindet auch kleinste Schmutzpartikel auf natürliche Art und Weise, ohne den Säureschutzmantel oder das natürliche Milieu von Haut und Haaren zu zerstören. Die bekannte 'Wascherde', die es in Reformhäusern, aber auch in Drogerien mit Natur-Kosmetik-Abteilungen zu erhalten gibt, legt ebenfalls Zeugnis davon ab, dass Erde zur Reinigung von Haut und Haaren ideal geeignet ist. Und zwar nicht nur zur körperlichen Reinigung, sondern auch zur energetischen.

***

Auf einem Ausritt rutschte ich einmal mit einer Schimmel-Stute in einen schlammigen Graben. Das weiße Tier war von oben bis unten mit Schlamm bedeckt. Nachdem wir fast eine Stunde gebraucht haben, um sie wieder aus dem Graben heraus zu bekommen, sprühte ich sie auf meinem Hof mit dem Wasserschlauch ab. Zum Vorschein kam ein so strahlendes Weiß, wie ich es bei dieser Stute noch nie gesehen habe. Das Schlammbad hat wirklich restlos alle Partikel an irgendwie geartetem Schmutz gebunden, der sich mit Wasser einfach abspülen ließ und das Tier danach in reinstem Weiß erstrahlte.

Das Tier schien sich darüber hinaus auch wirklich wohl zu fühlen. Entspannt und zufrieden schnaufte sie auf dem Weg in ihren Stall vermehrt ab und machte die darauffolgenden Tage einen extrem ausgeglichenen und zufriedenen Eindruck.

***

Doch auch innerlich kann Erde zur Reinigung angewandt werden. Heilerde bekommt man in unterschiedlichen Ausführungen, die man in Wasser verdünnt oder unter das Essen gemischt, zu sich nehmen kann. Sie entschlackt und entgiftet den Verdauungstrakt, und bindet innerlich ebenso die Schlacken, wie äußerlich.

Es sollte lediglich darauf geachtet werden, dass Heilerde nur in sehr geringen Mengen und immer mit viel Flüssigkeit zu sich genommen oder dem geliebten Tier verabreicht wird. Sie sollte nicht pur und löffel-weise 'gegessen' werden, denn Erde quillt ein wenig und bindet - darum nimmt man sie ja zu sich. Löffelweise pur zu sich genommen kann sie jedoch über Verstopfung bis hin zu Darmverschlüssen alles bewirken. Wie in den meisten Fällen entscheidet auch hier die Dosis über Nutzen und Schaden.

Doch richtig angewandt, kann sie den Reinigungs- und damit jeden Heilungsprozess hervorragend unterstützen. Und wenn Du und/oder Dein Tier einmal die Möglichkeit haben, ein Schlammbad zu nehmen, dann tut dies!

Alternativ kann Wascherde angewandt werden, die auch - statt chemisch hergestellte Reinigungsmittel - in das Badewasser gegeben werden kann und reinigt, ohne auch nur die geringste Belastung für das Wasser darzustellen.

Zur inneren und äußeren energetischen Reinigung eignet sich Erde daher hervorragend und kann zur Unterstützung eines jeden Heilungsprozesses gut verwendet werden.

Weiterführende Tipps:

Buch: HAIR - Alles über alternative Haarpflege, von Antonia Katharina Tessnow, weitere Informationen im Anhang

Buch: Heilerde - für ein gesundes Leben, von Gabriele Zimmermann

Räucherwerk

Gewisses Räucherwerk - vor allem Räucherharze, die man auf traditioneller Räucherkohle räuchert - aber auch naturbelassene, getrocknete Pflanzen, sowie naturbelassene, frei von Duftstoffen hergestellte Räucherstäbchen, unterstützen den Reinigungsprozess und damit jeden Heilungsprozess.

Wenn Erde den Körper reinigt, so reinigt Räucherwerk die Atmosphäre. Vor allem, wenn Du oder Dein geliebtes Tier, Dein geliebter Nächster, krank ist und Du Dir Heilung wünschst. Dann ist es zu empfehlen, täglich den Schlafplatz und die Aufenthaltsräume zu reinigen, indem man räuchert.

Unterschiedliches Räucherwerk hat unterschiedliche Wirkungen. So wird die Desinfektion eines Raumes mit Weihrauch unterstützt. Weihrauch wurde früher gänzlich zur Desinfektion kontaminierter Räume angewandt. Es reinigt das Krankenzimmer vor allem im Falle bakterieller Infektionen aller Art.

Doch auch andere Substanzen dienen der praktischen und energetischen Reinigung, so zum Beispiel Myrrhe, Thymian, Eukalyptus. Es gibt so viele Möglichkeiten, dass man diesen lediglich in einem kompletten Buch gerecht werden kann. Pauschal kann man sagen: Die Euch bekannten Wirkungen von pflanzlichen Substanzen, wie zum Beispiel die beruhigende Wirkung von Kamille und die befreiende Wirkung von Minze, lässt sich auf die energetische Wirkung einer Räucherung mit diesen Substanzen übertragen.

Nach einem Streitgespräch in Deinem Zimmer, Trauer, Wut und aller Arten 'schlechter Stimmung' ist es ratsam, im Anschluss den Raum 'zu reinigen'.

Auch im Krankheitsfalle sollte der Raum dringend regelmäßig gereinigt werden. Diese Reinigung mit Räucherwerk kann durch Visualisations-Prozesse unterstützt werden.
Stell Dir dabei vor, wie der Raum von Licht durchflutet wird. Alle 'negativen' Schwingungen werden transformiert und umgewandelt. Zum Ende öffne die Fenster, damit sowohl der Rauch abziehen kann, als auch die negativen, durch das Räucherwerk gebundenen Energien, den Raum verlassen können.
Vergiss nicht, Dich zum Abschluss für die Reinigung und die Heilung zu bedanken.

***

Es gibt keine Materie,
sondern nur ein Gewebe von Energien,
dem durch intelligenten Geist
Form gegeben wird.

Max Plank

***

***

Weihwasser

Du kannst Wasser nicht nur energetisieren und als Trinkwasser oder Gießwasser nutzen; Du kannst Wasser auch zu Zwecken der Reinigung und Heil(ig)ung *weihen*.

Dazu nimm Dir ein Gefäß und befülle es mit Wasser. Dann reichere das Wasser mit Hilfe von Visualisierungen, mit Heilung, Schutz, Abwehr von destruktiven Energien - mit was auch immer Dir passend ist - an.

Dann nimm dieses Wasser und weihe damit Deine Räume. Versprühe das Wasser tropfenweise mit der Hand. Nutze auch hier die Heilkraft Deiner Hände. Stelle Dich wieder als Kanal zur Verfügung. Lasse genau *die* Energiequalität, die Du im Raum haben möchtest, durch Dich, durch Deine Hände, direkt ins Wasser einfließen und weihe damit Deinen Wohn- und Lebens-Raum.

Priester in Kirchen und Tempeln weihen die heiligen Räumlichkeiten - unter anderem - auf diese Weise; indische Priester werden zur Weihe von neuen Häusern, Büros und Privatwohnungen gerufen - ja sogar zur Weihe des neuen Autos.

Ebenso kannst Du für Dich daheim Deine Räumlichkeiten weihen, das 'Krankenzimmer' - also das Zimmer, in dem sich das kranke Tier oder der kranke Mensch aufhält - reinigen und die Atmosphäre energetisch aufladen.

***

***

Segnungen

Auch das Ritual des Segnens ist nicht nur einigen, wenigen vorbehalten, von denen uns die institutionalisierte Kirche vorschreiben möchte, wer diese seien. *Segnen kann jeder!* **Segnen sollte jeder!** Segne Dein geliebtes Tier, Deinen geliebten Nächsten, die Natur, die Welt - und Du wirst automatisch selbst gesegnet sein.

Kennst Du das Ritual evangelischer Pfarrer, die sich am Ende eines jeden Gottesdienstes vor die Gemeinde stellen, ihre Arme ausbreiten, die Handflächen den Anwesenden zuwenden und einen Segen sprechen? - Das kannst Du auch! Das darfst Du auch! Das ist nicht verboten - auch wenn die Institution Kirche uns vielleicht weiß machen möchte, dass dieses Ritual nur ihren Angestellten erlaubt ist. *Das ist es sicherlich nicht!*

Das Sprechen und Ausführen eines Segens ist die ultimative Form des *'Sich-zum-Kanal-für-höhere-Wünsche-und-Heilungsenergien-zur-Verfügung'*-Stellens.

Jeder Priester ist lediglich ein Überbringer des Segens Gottes, er ist nie der Schöpfer dessen.

Verstehe Dich innerhalb eines jeden Heilungsprozesses als Überbringer heilender Informationen, wohlwollender Gefühle, lichter Zustände und Frequenzen. Und tue Dir selbst immer wieder den großen Gefallen und segne das Leben um Dich herum, die Tiere, die Menschen, die Pflanzen, die Steine, die Erde, das Sonnensystem und den Kosmos - Deine Seelenheimat, von der Du ein so wertvoller Teil bist.

***

Flüche

Ebenso einfach wie das Arbeiten mit konstruktiven Energien und heilenden Frequenzen ist es, statt einen Segen einen Fluch zu sprechen und diesen an einen entsprechenden Adressaten 'zu versenden'. Das ist gar kein Problem und ebenso simpel, wie es ist, einen Segen zu sprechen.

Doch auch an dieser Stelle möchte ich dringend wiederholt darauf hinweisen, dass das Sprechen von Flüchen, das Verfluchen anderer Lebewesen und das sogenannte 'Verteufeln' in einem ebenso großen Maße Dir selbst schadet, wie Du Dich dieser Energie öffnest. Vielleicht magst Du Schaden anrichten und Deines Empfindens nach 'Recht' tun und einen Ausgleich schaffen für angetanes Unrecht; doch bitte wisse, dass jede destruktive Energie, die Du in Dein Leben lässt - eben in Form von zum Beispiel ausgesendeten Flüchen - vor allem *Dir selber schaden wird* und großes Unheil in Deiner Welt anrichten kann.

Dasselbe wie schon im Kapitel über schwarzmagische Rituale stand, gilt auch hier: *Es ist Deine Entscheidung, was Du tust, doch tue es in vollem Wissen um die möglichen Folgen.*

Solltest Du das Gefühl haben, dass Du unverarbeitete Trauer, Wut, Zorn oder Enttäuschung über angetanes Unrecht in Dir trägst und Du Dich darüber hinaus einfach nicht im Stande siehst, den Fokus auf der Heilarbeit zu halten, dann gibt es effektive Methoden, diese destruktiven Energien zu transformieren.

Da ich in diesem Buch auf keine komplizierten Therapie-Verfahren eingehe, sondern mich lediglich an dem orientiere, was für Dich hier und jetzt umsetzbar ist, ist das nächste Kapitel für all diejenigen, die sich von dem letzten Absatz angesprochen fühlen in der Hoffnung, eine Methode zur Linderung vorstellen zu können, die Dir hoffentlich helfen mag.

***

Achte auf Deine Gedanken,
denn sie werden Worte.
Achte auf Deine Worte,
denn sie werden Handlungen.
Achte auf Deine Handlungen,
denn sie werden Gewohnheiten.
Achte auf Deine Gewohnheiten,
denn sie werden Dein Charakter.
Achte auf Deinen Charakter,
denn er wird Dein Schicksal.

aus dem Talmud

Talmud - mündliche Lehre der Gesetze und religiösen
Überlieferungen des Judentums nach der Babylonischen
Gefangenschaft

***

Klagen

Wenn andere Menschen, Ereignisse, Personen oder 'Schicksalsschläge' Dich mit negativer Energie zurückgelassen haben und Du hasserfüllt bist, zornig, Dir Rache wünschst, Dich freust, wenn 'der andere es heimgezahlt kriegt' - dann bist Du dunklen und destruktiven Energien anheimgefallen. Dann weißt Du: Das Dunkle, Destruktive hat ganze Arbeit geleistet und schon ein Stück weit von Dir Besitz ergriffen.

Gern würden wir uns alle freisprechen von solcherlei gemeinen Gedanken und Gefühlen, sind sie doch *'verboten'*, *'verpönt'*, *'nicht erlaubt'*, *'schlecht'*, *'unsittlich'*, etc. Gemeine Gefühle und Gedanken *'darf man schlicht nicht haben'* und *'wer Rache-Gedanken hat, ist per se ein schlechter Mensch'*. Was für eine Last in Zeiten, in denen Dir Leid zugefügt wurde und solcherlei Gefühle und Gedanken in Deinen Tiefen wach werden!

Diese Energien jedoch, diese Einstellungen, die auf das Zerstörerische gerichteten Wünsche, werden - genau wie die Anwendung von dunkler und destruktiver Magie - vor allen Dingen **Dir selbst schaden;** auch wenn Du Rache und Ähnliches in manchen Momenten als *'angemessen'* empfindest. In dem Moment jedoch, in dem Du diese destruktiven Energien *in Dir* zulässt, lässt Du sie in Dein Feld ein; Du öffnest praktisch die Tür für sie. Und dabei ist es egal, aus welchem Grunde Du sie einlässt; egal, wer oder was diese Gefühle und Gedanken in Dir wachgerufen hat.

Wenn Dir das Schicksal eine Lektion 'schenkt', schickt *und* schenkt, versuche sie anzunehmen und in größt-möglichem Maße daraus zu lernen und höhere Schlüsse zu ziehen.

Wenn andere Menschen Dir Unrecht antun, Dir Leid zufügen, gemein sind zu Dir, Dich belügen und in irgendeiner Art und Weise seelischen Schaden bewirken, dann überantworte sie innerlich dem Leben, dem Karma und der höheren Weisheit. Denn solche Menschen, die anderen schaden, werden ihren Preis für das, was sie tun, ohnehin bezahlen. Selbst, wenn sie jetzt und hier in einem Bewusstseinszustand sind, in dem sie das nicht wahrnehmen können.

Für das Ausgleichen des Schicksals anderer Wesen bist Du nicht zuständig! Rache schadet nur Dir selbst. Du bist lediglich zuständig für Dein eigenes Seelenheil.

Das Leben selbst weist Dir Deinen Weg. Das Schicksal meint es nicht per se schlecht mit Dir. 'Gott' will Dich nicht 'strafen'. Uns allen werden aus den Tiefen des Raumes und aus der Unendlichkeit des Kosmos Lektionen gesandt, die wir annehmen können oder gegen die wir uns wehren können.

Gregory David Roberts leitete sein Buch Schantaram mit folgenden Worten ein:

'Viel Zeit und viel Welt brauchte ich um zu lernen, was ich weiß - über die Liebe, über das Schicksal und über die Entscheidungen, die wir treffen. Doch das Wesentliche verstand ich in einem einzigen Augenblick, als ich an eine Wand gekettet war und gefoltert wurde. Trotz der Schreie in meinem Kopf wurde mir plötzlich bewusst, dass ich gefesselt, blutend und hilflos, noch immer meine Freiheit besaß; die Freiheit, jene Männer, die mich quälten, zu hassen - oder ihnen zu vergeben. Ich weiß, das klingt nicht großartig. Doch wenn Ketten ins Fleisch schneiden und man nichts anderes mehr hat, verheißt diese Freiheit ein ganzes Universum von Möglichkeiten, denn ob man den Hass wählt oder die Vergebung, bestimmt die weitere Geschichte des gesamten Lebens.'

Doch wie kommt man da hin, wenn einen doch innere Gefühle des Hasses, Trauer oder Rache-Gedanken quälen?

In manchen Kulturen gibt es den Kult der *Klagemauern*. Es sind Orte, an denen der Prozess des Klagens ritualisiert wird, ganz bewusst erlebt wird, ganz gezielt durchgeführt wird und sein darf - damit der Mensch alle Gefühle, die ihn dorthin geleitet haben, dort zurücklassen kann.

Das gleiche Prinzip kannst Du in folgendem Ritual anwenden: Schreibe in einem Brief alles nieder, was Dir auf der Seele liegt und was Du loswerden willst - und verbrenne ihn danach. Die so formulierte Wut, Trauer, Angst - was auch immer es sein mag, das Dich quält - wird damit in einem Ritual symbolisch zurück ins kosmische Feuer gegeben. Die Energie, die dadurch frei wird, kannst Du dahin schicken, wo sie im Universum energetisch fehlt und nun gebraucht wird.

So wird Deine ganze Qual symbolisch verbrannt und transformiert. Die reine Kraft daraus wird subtrahiert, die dem Guten und dem Leben dann wieder zur Verfügung steht; und zwar nicht nur für Dich selbst oder für einen anderen, sondern für uns alle.

Du kannst jedoch auch ganz unmittelbar 'Energien' entlassen, indem Du Dir einen Ort suchst, an dem Du klagen darfst; an dem Du wütend sein darfst - in einem ganz bewussten und geschützten Rahmen. Einen Ort, an dem Du all das entlässt, was gehen darf und was nicht mehr zu Dir gehören soll. Einen Ort, an dem Du klagen, weinen, schreien darfst und alle Schlechten Gefühle zurücklassen kannst.

Vielleicht erlebst Du die totale Befreiung von allem, was Du loswerden willst, nicht gleich nach dem ersten Mal; vielleicht auch nicht nach dem zweiten Mal; aber irgendwann - irgendwann wirst Du diese Gefühle entlassen können. Sie werden schwächer werden und langsam immer mehr verblassen, in dem Maße, in dem Du sie an den Kosmos zurück gibst - und an dem Ort lässt, den Du für sie bestimmt hast.

Bedanke Dich nach jedem Ritual dafür, dass Du die große Ehre und das große Glück hast, Dein Leben und damit das Leben des gesamten Universums mit der Abgabe und Transformation der Energien, die in Dir entstanden sind, aktiv mitzugestalten. Und bedanke Dich dafür, dass Dir die Möglichkeit gegeben ist, aktiv und in vollem Bewusstsein die Welt ein kleines Stück weiter von Destruktivität, Schmerz und Dunkelheit zu befreien.

Setze dieses Ritual so lange fort, wie es Dir hilfreich ist. Bis Du Dich daran erinnern kannst, dass Du dazu berufen bist, Heiler zu sein. Bis Du wieder spürst, dass Du in Wahrheit ein Kanal für göttliches Licht und universelle Schwingung bist, eine lebendig gewordene Erscheinung kosmischer Frequenzen. Und dann nutze Deine Fähigkeiten - für Dich, für Dein geliebtes Tier und Deinen geliebten Nächsten.

***

Close your Eyes
and imagine the best Version
of you possible.
That's who you really are.
Let go of any Part of you
that doens't believe it.

***

Schließe Deine Augen
und stelle Dir die best-mögliche Version
von Dir selbst vor.
Das ist es, was Du wirklich bist.
Lasse jeden Teil von Dir los,
der nicht daran glaubt.

J. V. Manning

***

Leere vs. Alleinsein

Ein großes Thema in der heutigen Zeit ist das Gefühl der inneren Leere und des Alleinseins.

Es gibt Menschen, die kranken förmlich an dem Gefühl, alleine zu sein. Es gibt solche, die empfinden ihr Leben als leer, ja sich selbst als leer, und hoffen, die Anschaffung eines Tieres würde ihre innere Leere füllen.

Das funktioniert meist genau so wenig, wie das Eingehen einer Partnerschaft aus selbem Grund, in dem Versuch, die eigene Leere mit fremdem Inhalt zu füllen. Im Fall von Tieren kann ich aus eigener Erfahrung sagen, dass es nicht funktioniert, die Verantwortung für das eigene Leben und das Füllen der eigenen Leere an irgendetwas oder irgendjemanden im Außen abzugeben.

Eine Hunde-Kundin von mir, von der später noch einmal ausführlicher die Rede sein wird, trauerte um den Verlust ihres Sohnes und konnte einfach nicht darüber hinwegkommen. Sie holte einen Welpen zu sich, damit dieses kleine Geschöpf sie glücklich macht.

Das Gegenteil ist eingetreten: Der Welpe, im neuen Umfeld angekommen, welches durchdrungen war von Trauer und innerem Schmerz, wurde schon innerhalb der ersten zwei Wochen krank.

Gibt es eine Lösung für innere Leere?

Das Füllen der inneren Leere ist immer und ausnahmslos ein Inside-Job. Das kann nur jeder für sich ganz allein erledigen. Und die Lösung liegt eigentlich in dem Wort selbst: Alleinsein, auseinander genommen, schreibt sich

All-ein-sein

In dem Maße, wie sich ein Mensch eins fühlt mit dem All, im selbe Maße wird das Gefühl der inneren Leere schwinden und es wird nichts mehr geben, was von außen zu füllen wäre.

Mein Leben ist dafür ein gutes Beispiel, lebe ich doch all-ein im Alten Jagdhaus. Immer wieder werde ich gefragt, ob ich mich nicht allein, im Sinne von einsam, fühlen würde. Doch das ist nicht der Fall. Die Stille der Natur und das All-Eins-Sein mit dem Leben, der Schöpfung, meinem Da-Sein, füllt mich nicht nur aus, sondern erfüllt meine Seele mit allem, was ich zum Leben brauche.

Um in der Fülle zu leben, schaue nach Innen; um ein erfülltes, reiches Leben zu führen, lasse das Bewusstsein zu, dass Du *eins* bist mit dem *All*, mit der Schöpfung, die in jedem Augenblick geschieht und an der Du teilhaben darfst.

Gehe Dir selbst aus dem Weg und lasse zu, dass sich all der Reichtum des Lebens und die Fülle des Universums durch Dich in die Welt ergießen kann und Du das Gefühl der Erfüllung Deinem geliebten Tier und Deinem Nächsten anbieten und vermitteln kannst. So wirst Du im Stande sein, über Dich hinaus zu wirken und Liebe und Heilung zu geben.

Öffne Dich für das große Wunder des Lebens und teile es.

Tiere sind Hüter des Seins

Eckhart Tolle

Weiterführende Lektüre:

Buch: Die Botschaft der Tiere, Der Weg zurück zu uns selbst, Ein Wegweiser durch unsere Zeit von Antonia Katharina Tessnow, weitere Informationen im Anhang

Sonnenlicht

Sonnenlicht ist nicht nur wichtig für die Vitamin-D-Synthese und damit für unseren Vitamin-Haushalt, sondern auch für unsere ganzheitlich-körperliche und seelische Gesundheit. Vor allem in Zeiten, in denen Deine Gefühle getrübt sind, kann die bewusste Aufnahme von Sonnenlicht viel dazu beitragen, Heilungsprozesse zu unterstützen und Dein seelisches Gleichgewicht wieder herzustellen.

Pflanzen können Lichtenergie direkt in Nahrung umwandeln. Ein Phänomen! Dieser Vorgang wird als Photosynthese bezeichnet. Das Wort leitet sich aus dem altgriechischen ab und setzt sich zusammen aus den Begriffen phos - Licht und synthesis - Zusammensetzung. Photosynthese bezeichnet den *Prozess zur Erzeugung von energiereichen Biomolekülen aus energie-ärmeren Stoffen mithilfe von Lichtenergie. Sie wird von Pflanzen, Algen und manchen Bakterien betrieben. Bei diesem biochemischen Vorgang wird, mithilfe von licht-absorbierenden Farbstoffen wie Chlorophyll, Lichtenergie in chemische Energie umgewandelt. (Quelle: Wikipedia: Photosynthese)*

Es gibt sogar Menschen, die sich gänzlich von Licht ernähren, indem sie es in ihren Händen sammeln und trinken oder essen. Sie schlucken es dazu ganz real hinunter. Ob das für Dich praktikabel ist, kannst nur Du selbst entscheiden.

Zwar besitzen Menschen und Tiere kein Chlorophyll, nehmen die Lichtenergie der Sonne jedoch ebenfalls auf und wandeln mit ihrer Hilfe Pro-Vitamine, also Vorstufen von Vitaminen, in verwertbare Vitamine um. Dazu muss man Sonnenlicht nicht aktiv 'essen' oder 'trinken'. Es reicht, die Haut dem Sonnenlicht auszusetzen, um es dem Organismus zugänglich und damit verwertbar zu machen. Denn ebenso wie Pflanzen, nehmen auch Menschen das Sonnenlicht über ihre äußere Hülle auf.

In jedem Falle aber: Sonnenlicht nährt. Es belebt Dein Gemüt und tut Dir und Deiner Seele gut.

Wenn es Dir möglich ist, dann gehe bei Sonnenschein raus in die Natur und lade Dich draußen, in der Sonne, auf. Aber auch die Sonne, die durch Dein Fenster scheint oder der Balkon, auf dem Du es Dir bequem machst, sind wunderbare Orte, an denen Du ganz bewusst Sonnenlicht in Dich aufnehmen kannst.

Stelle oder setze Dich dazu in die Sonne, wende Dein Gesicht und Deine offenen Handflächen der Sonne zu und nehme ihr Licht in Dich auf. Atme es ein. Spüre, wie Deine Lungen von dem Sonnenlicht gefüllt werden, wie es in Deinen Blutkreislauf gelangt und Du mit dem nährenden Licht der Sonne durchflutet wirst. Spüre, wie es sich in Deinem ganzen Körper verteilt und jedes Organ, jede Zelle, durch das eingeatmete Sonnenlicht energetisiert und belebt wird.

Die Sonne
ist die Universalarznei
aus der Himmelsapotheke.

Dieser Satz wird nicht nur einem deutschen Dramatiker zugeschrieben, der oft und viel zitiert wird, sondern ursprünglich entsprang diese Erkenntnis dem Schweizer Arzt, Naturphilosoph, Alchemist, Laientheologe und Sozialethiker *Philippus Theophrastus Aureolus Bombast von Hohenheim*, genannt **Paracelsus**. In der zweiten Hälfte des 16. Jh. war er einer der berühmtesten europäischen Ärzte. Seine Lehren umfassten die Philosophie, Astrologie, Alchemie und die Redlichkeit. Heute sind etliche Heilpraktikerschulen, Kliniken und Universitäten nach ihm benannt.

Da Bewusstsein die Materie formt und Du die Frequenz beeinflusst, auf der Du schwingst, wird die bewusste Aufnahme von Sonnenlicht nicht ohne Wirkung auf Dein Energiefeld und damit auf Deinen Körper bleiben.

Bedanke Dich nach der Aufnahme und erlaube Dir, das Licht in Dir wirken zu lassen. Du wirst Dich in jedem Fall erfrischt, belebt, gestärkt und energetisiert fühlen.

***

Bats can hear Shapes.
Plants can eat Light.
Bees can dance Maps.
We can just be in Awe
of a world we are allowed to live in.

***

***

Fledermäuse können Formen hören.
Pflanzen können Licht essen.
Bienen können Wegbeschreibungen tanzen.
Wir können nur staunen über die Welt,
in der wir leben dürfen.

***

Dasselbe gilt natürlich auch für Dein geliebtes Tier. Wenn Du die Möglichkeit hast, Heilungsprozesse mit Sonnenlicht zu unterstützen, dann zögere nicht. Nimm Dein geliebtes Tier mit nach draußen, lege es zu Dir auf den Schoß, wenn Du in der Sonne sitzt, oder richte ihm einen bequemen Platz in der Sonne, oder einen sonnigen Platz am Fenster her.

Sonnenauf- und Sonnenuntergang

Diese Phasen haben eine ganz besondere Energie, da in diesen Augenblicken die Lichtwellen, die von der Sonne auf die Erde treffen, von besonderer Qualität sind. Darum erscheint uns die Sonne auch in einer anderen Farbe, als im Laufe des Tages.

Wenn es Dir möglich ist, dann nutze gerade diese Phasen für Deine Visualisationen, Deine Meditationen, Deine ganz bewusste Kontaktaufnahme zur Natur und für Deine Energiearbeit.

Meditation

Die Meditation wird hier lediglich der Vollständigkeit-halber erwähnt, denn all die bisher beschriebenen Heilbehandlungen, Anwendungen, Techniken und Methoden *sind* im Grunde genommen Arten der Meditation.

Zum Meditieren musst Du Dich *nicht* auf eine Yoga-Matte legen und gewisse Übungen machen. Du musst *nicht* im Lotus-Sitz dasitzen - der ohnehin schrecklich unbequem ist und in den Beinen schmerzt - um Erkenntnisse zu gewinnen oder Erleuchtung zu erlangen. Und Du musst Dich auch *nicht* mit gefalteten Händen und geschlossenen Augen stundenlang, lächelnd und aufrecht, in eine bestimmte Position zwingen. All das ist *nicht* Meditation.

Natürlich kann es sehr belebend sein, Yoga zu praktizieren. Es kann beruhigend wirken, eine bestimmte Position einzunehmen oder auch die Hände zu falten - *jedoch nur, wenn dies als ein Bedürfnis aus Deinem tiefsten Innern entspringt*; nicht jedoch, wenn Du Dir bestimmte Übungen und Posen von Außen auferlegst und Dich in diese hineinzwingst.

Die Visualisation ist eine Form der Meditation.

Traumreisen sind eine Form der Meditation.

Bewusst erlebte Stille ist eine Form der Meditation.

Die bewusste Kontaktaufnahme zu Deinem Tier ist Meditation.

Bewusst erlebte Klänge, das Gebet, der Dank, das Auflegen Deiner Hände, die heilend wirken, das Aufladen Deines Energiefeldes mit Sonnenlicht, All-ein-sein, sind Formen der Meditation.

Die heilende, lichte Energie, die Du Deinem geliebten Tier und Deinem geliebten Nächsten sendest, fällt unter das weite Feld der Meditation.

Meditation ist all das, *was Du in vollem Bewusstsein tust.*

Meditation ist der Augenblick, *den Du in vollem Bewusstsein erlebst und wahrnimmst.*

Meditation ist *Deine totale Aufmerksamkeit im jetzigen Augenblick.*

Meditation ist *bewusstes Sein.*

Techniken wie die Visualisation, die bewusst erlebte Stille, Klang-Erlebnisse oder auch das Auflegen der Hände, können hilfreich sein, um Dich dahin zu führen, den jetzigen Augenblick bewusster als 'normalerweise' zu erleben. Meditation ist das reine, bewusste Sein, in welches Du immer und überall eintauchen kannst.

Das Zen, eine meditative Lebens-Philosophie, von der ich mich sehr angesprochen und zu der ich mich sehr hingezogen fühle, beschreibt Meditation in diesen Sätzen:

'Wenn Du sitzt, dann sitze.
Wenn Du gehst, dann gehe.
Wenn Du arbeitest, dann arbeite.
Das ist alles - das ist Zen.'

Bewusst im Augenblick sein und alles loslassen, was Du jetzt und hier in diesem einen Moment, in dem Du sitzt, oder liegst, oder stehst, oder gehst, nicht brauchst - das ist Meditation.

Der ganz bewusst erlebte Augenblick, in dem nichts anderes ist, *als Du;* in dem nichts anderes gespürt wird, als *Dein augenblickliches So-Sein,* das ist Meditation. Das bewusste Sein kann Dich im tiefsten Innern beleben, regenerieren und Dich mit dem kosmischen Ganzen rück-verbinden.

Die Konzentration auf Deinen Atem kann hilfreich sein, Dich ganz ins Hier und Jetzt zu bringen. Doch es ist keine Voraussetzung, sondern lediglich ein Hilfsmittel.

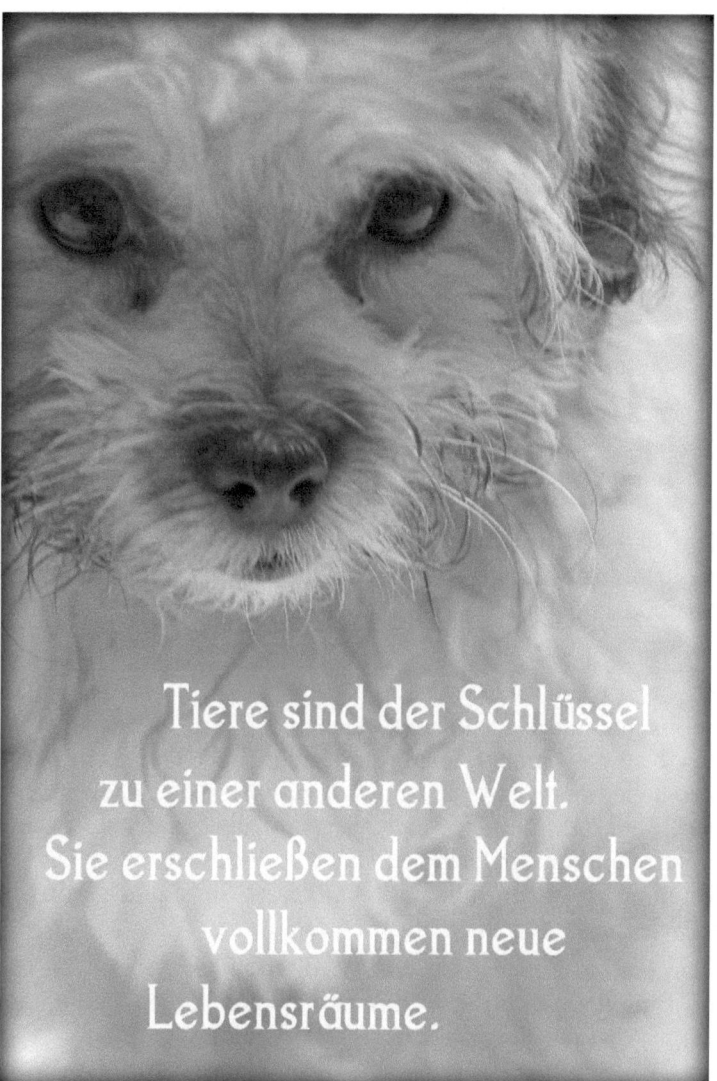

Tiere sind der Schlüssel
zu einer anderen Welt.
Sie erschließen dem Menschen
vollkommen neue
Lebensräume.

Die Tiere, *die Hüter des Seins*, leben es uns vor: Das Sein im ewigen Augenblick. Unter anderem deshalb wirkt die Anwesenheit eines Tieres immer auch reinigend, belebend und heilend.

'Dem Menschen wurde das Tier als Botschafter Gottes gesandt', bekommt im Lichte des hier beschriebenen Gottes-Begriffes und dem absoluten Sein im Augenblick, den die Tiere uns permanent vermitteln, eine ganz neue Bedeutung.

Das Buch: *Die Botschaft der Tiere, Der Weg zurück zu uns selbst, Ein Wegweiser durch unsere Zeit,* welches ich schon einmal erwähnt habe, bezieht sich auf diesen, im letzten Absatz geschriebenen, Gedanken Franz von Assisis. Es ist ein Buch, das sich für alle diejenigen lohnt, welche auf der Suche nach dem tieferen Sinn unseres menschlichen Daseins sind und für die Herausforderungen unserer heutigen Zeit gedankliche Anstöße und ganz realistisch leb-bare Lösungsmöglichkeiten suchen.

Beobachte und lausche dem Dasein der Tiere, die - ebenso wie die Natur - immer ganz und echt und wahrhaftig sind. Versuche, ihre Botschaft an Dich zu hören, die unter anderem darin besteht, hier und jetzt Dein ganzes So-Sein vollumfänglich anzunehmen, ohne zu urteilen; ohne Dir eine Meinung zu bilden; ohne zu evaluieren. Sei einfach ganz da - so, wie die Tiere ganz und gar einfach *sind*.

Dein ganzes Leben kann eine Meditation sein, wenn Du Dich auf Dein ganz bewusstes Sein, den ewigen Augenblick und das ewige All-Eins-Sein, in dem DU BIST, einlässt.

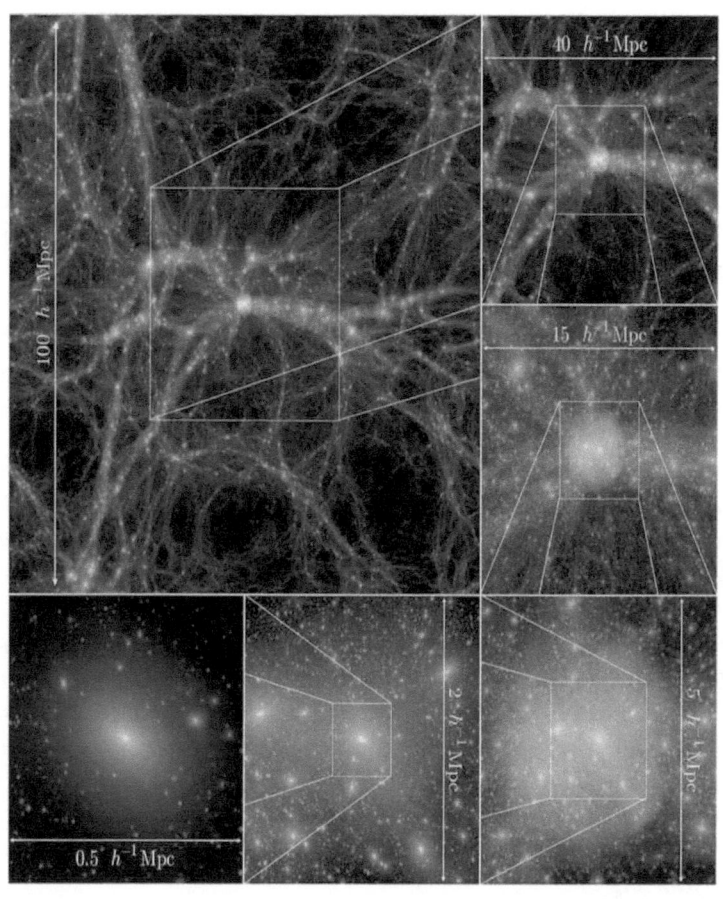

Die Dimensionen der Galaxien im Vergleich und ihrer Relation zueinander.

Quelle: Wikipedia.org - Universe - Dimensions

***

Dr. Joe Dispenza, der seine Passion in den weiten Feldern der Epigenetik, Neurowissenschaften und der Quantenphysik gefunden hat, beschreibt Meditation wie folgt:

Wenn Du die Augen schließt und Deine Aufmerksamkeit von Deinem Körper und allen anderen Menschen, Dingen und Geschehnissen abziehst, die in Deinem äußeren Umfeld zu unterschiedlichen Zeiten und an unterschiedlichen Orten ablaufen, und wenn Du auch die Zeit für einige Momente loslässt, kannst Du als Quanten-Beobachter Deine Energie von Deinem vertrauten Leben abziehen und Dein Gewahrsein auf das unbekannte Feld der Möglichkeiten lenken.

Wo Deine Aufmerksamkeit hingeht, da geht auch Deine Energie hin. Indem Du Deinen Fokus immer wieder auf das Dir bekannte Leben richtest, fließt auch Deine Energie in diese vertrauten Bahnen. Doch wenn Du Deine Energien auf das unbekannte Feld der Möglichkeiten jenseits von Raum und Zeit lenkst und stattdessen zu einem neuen Bewusstsein wirst - zu einem Gedanken im Quanten-Potential - ziehst Du eine neue Erfahrung an.

***

***

Beim Wechsel in einen meditativen Zustand kann Dein subjektives Bewusstsein mit seinem freien Willen mit dem objektiven universellen Bewusstsein verschmelzen und Du kannst die Saat der Möglichkeiten ausbringen.

Das sich selbst organisierende, autonome Nervensystem ist unsere Verbindung zu dieser, uns innewohnenden Intelligenz, die all diese automatischen Funktionen für uns ausführt. Es wird nicht vom denkenden Neokortex gesteuert, sondern die unterhalb des Neokortex liegenden niedrigeren Hirnzentren ziehen sozusagen diese ganze Show ab.

Mit dieser liebenden Intelligenz verschmilzt Du in der Meditation, wo Du Dein Ego ablegst und vom Eigennutz in die Selbstlosigkeit wechselst. Sobald Du zu reinem Bewusstsein wirst, dann bist Du kein Körper mehr im Außen oder in der linearen Zeit, sondern ein körperloser Niemand, ein Nichts im zeitlosen Nirgendwo.

Du bist Bewusstheit in einem unendlichen Feld der Möglichkeiten in dem Unbekannten, aus dem alles erschaffen wird. Du bist im Quanten-Feld und wir sind biologisch mit allem ausgestattet, was dazu nötig ist.

Aus: Du ist das Placebo, Bewusstsein wird Materie

***

Was Du für Dein geliebtes Tier tun kannst - Meinung und Möglichkeit

Tiere können zwar selbst nicht meditieren und sich ihre eigene Realität kreieren, doch wir Menschen können bewusst beeinflussen, wie sich die Tiere selbst erleben. *Du kannst bewusst beeinflussen, wie sich Dein Tier erlebt.*

Es gibt sogenannte Spiegelneuronen im Gehirn. Das bedeutet, dass es unerheblich ist, ob eine Emotion, ein Gefühl, ein Ereignis, im Außen stattfindet und Du es erlebst, oder ob es im Innern, in Form von Vorstellungen und Visualisationen, stattfindet und Du es erlebst - dieselben neuronalen Netze feuern; der selbe hormonelle Cocktail wird ausgeschüttet und dieselben Neurotransmitter werden ins Blut entlassen. Ebenso ist es mit dem Bild, welches Dein Gegenüber mitbringt und mit dem er Dich betrachtet.

Die Spiegelneuronen im Gehirn reagieren auf *das Bild* und passen sich *dem* an, was von außen an einen herangetragen wird - solange der Betroffene sich darüber *nicht* bewusst ist, ganz gezielt in diesen Prozess eingreifen kann und seine Realität in jedem Augenblick selbst gestaltet.

Tiere können ihre Realität nicht bewusst gestalten und beeinflussen, in dem hier beschriebenen Sinne. Sie haben dieses Bewusstsein nicht, welches uns Menschen zugänglich ist und uns erlaubt, bewusst der Vorstellung und dem Bild, das unser Gegenüber von uns hat, entgegenzuwirken. Sie reagieren unmittelbar auf das, was ihnen von außen in der Welt begegnet und spiegeln dies wider.

Beispiel I:

Ausgangslage: Zwei Gruppen, ein Pferd. Der einen Gruppe wurde erklärt, dieses Pferd sei absolut problemlos und mache alles von alleine. Der zweiten Gruppe wurde das genaue Gegenteil erklärt, das Pferd sei ein Problemtier und es mache nichts, was man von ihm wolle.

Du kannst Dir vorstellen, wie dieses Experiment ausgegangen ist? Bei der Gruppe, der das Pferd als problemlos vorgestellt wurde, machte es natürlich auch keine Probleme. Bei der anderen Gruppe jedoch, die glaubte, ein Problemtier vor sich zu haben, machte das Pferd tatsächlich Probleme und war sehr störrisch.

Beispiel II:

Internationale Heilertagung in Berlin 2009. Ein Hirnforscher aus Russland erzählte von einem ähnlichen Experiment. Ausgangslage: Ein Mädchen, zwei Lehrer. Dem einen Lehrer wurde das Mädchen als hochintelligent beschrieben, dem anderen als minderbemittelt. Beide Lehrer konfrontierten das Mädchen und führten mit ihr unterschiedliche Tests gleichen Schweregrades durch. Das Ergebnis war auch hier dasselbe, wie das bei dem oben beschriebenen Versuch. Bei dem Lehrer, der das Mädchen für hochintelligent hielt, schnitt sie überdurchschnittlich gut in den Tests ab. Bei dem Lehrer, der das Mädchen für minderbemittelt hielt, schnitt sie unterdurchschnittlich schlecht in den Tests ab. In diesem Fall machte der Hirnforscher jedoch Gehirnscans, auf denen man deutlich erkennen konnte:

Es feuerten jeweils dieselben neuronalen Netze in dem Lehrer und der Schülerin, je nachdem, welcher Lehrer ihr gegenüber stand. Konfrontierte das Mädchen den Lehrer, der sie für hochintelligent hielt, konnte man auf den Hirnscans deutlich erkennen, dass dieselben Areale im Gehirn des Lehrers sowie im Gehirn des Mädchens aktiv waren.

Dasselbe im Fall des Lehrers, der das Mädchen für minderbemittelt hielt. Die Art, wie der Lehrer das Mädchen betrachtete, hat sich unmittelbar im Gehirn des Mädchens gespiegelt und eben das aktiviert, was der Lehrer geglaubt hat.

Das bedeutet, dass es ganz entscheidend ist, *wie* Du Dein Tier, Dein Gegenüber, betrachtest. Und dabei geht es nicht nur um Launen und Stimmungen; dabei geht es nicht allein darum, ob Du gute Laune oder schlechte Laune hast - obwohl sich auch das spiegeln wird. Sondern es geht vor allem darum, ob Du ein Tier als Problemtier deklarierst; ob Du das Tier als ein per se krankes Tier deklarierst. Denn es wird sich mehr oder weniger manifestieren, was Du in dem Tier siehst.

Der Beobachter - der entscheidende Unterschied

Erinnere Dich an das Zitat von Joe Dispenza, der erklärte, dass sich *subatomare Materie in der Quantenwelt überhaupt nicht so verhält, wie die Materie, mit der wir es zu tun haben. Sie hält sich nicht an die Gesetze der Newtonschen Physik, sondern scheint viel mehr ein bisschen chaotisch und unberechenbar zu sein und ignoriert die Grenzen von Raum und Zeit. Und: Erst, wenn ein Beobachter seine Aufmerksamkeit auf ein beliebiges Elektron bzw. dessen Position fokussiert, erscheint das Elektron tatsächlich an dieser Stelle.*

Diese Aussagen basieren auf den Ergebnissen des berühmten Doppelspaltexperiments. Schickt man Materie durch zwei Spalte, erhält man an der hinteren Wand zwei Streifen. Schickt man Wellen durch zwei Spalte, erhält man an der hinteren Wand ein Interferenzmuster, welches durch Überlagerung der Wellen entsteht.

Schickt man die kleinsten Materie-Teilchen, Elektronen, durch zwei Spalte, verhält sich das Elektron wie eine Welle, es überlagert sich und man erhält ein Interferenzmuster. Obwohl das doch eigentlich gar nicht sein kann? Wie können Materie-Teilchen ein Interferenzmuster wie bei Wellen hervorrufen?

Die Physiker haben daraufhin an einem der Schlitze ein Messgerät installiert, um genau zu sehen, wie sich das kleinste Materie-Teilchen verhält, und wann genau es zur Welle wird. Doch kaum installierten sie einen Beobachter, verhielt sich das Elektron eben *nicht mehr* wie eine Welle, sondern plötzlich wie ein Teilchen - und hinterließ zwei Streifen auf der dahinter liegenden Wand - als würde man Materie durch die zwei Spalte schicken.

Weiterführende Tipps und Quellen:

Film: What the Bleep do we know
Video: www.youtube.com - Dr Quantum erklärt das Doppel Spalt Experiment

Was bedeutet das jetzt für uns? Es bedeutet, dass sich Materie in *dem* Augenblick manifestiert - dass das Elektron von der undefinierten Welle zum definierten Teilchen wird - in dem es *beobachtet* wird, betrachtet wird - gesehen wird. Sehen wir also eine Wirklichkeit, entsteht sie auch in dem Augenblick, in dem wir sie sehen.

Auf den menschlichen Geist übertragen heißt das, dass *wir* entscheiden - in jedem Augenblick - in welcher Realität wir leben. Es bedeutet, dass *Du* in jedem Moment neu entscheidest, an welcher Stelle das undefinierte Licht zu definierter Materie wird, die Deine Realität formt.

Ziehst Du nun in Betracht, dass wir alle miteinander verbunden sind, und Dein Gegenüber - solange es sich nicht darüber bewusst ist, dass es seine eigene Realität formt und formen kann - nicht nur ganz physiologisch durch Spiegelneuronen, sondern durch die Aufnahme von Schwingungen, die Art und Weise manifersiert, *wie Du es siehst*, dann - ja dann?? Dann bedeutet das, dass Du ganz konkret das Befinden Deines geliebten Tieres, Deines geliebten Gegenübers, und auch von Dir selbst, dadurch beeinflussen kannst, *wie* Du Dich entscheidest, es zu betrachten.

Die bekannte Tierkommunikatorin und ausgebildete Diensthundeführerin mit Erfahrungen im Schwerpunkt 'Resozialisierung schwer erziehbarer Hunde', Bettina Wild, entschied sich im Laufe ihrer Arbeit dazu, sich nicht mehr über die Geschichte der Hunde zu informieren, die ihr zur Resozialisierung anvertraut wurden. Sie entschied sich, diese Tiere nicht mehr als Problemtiere zu sehen.

Von da an gestaltete sich ihre Arbeit erheblich effektiver und einfacher als zu der Zeit, als sie sich eingängig mit der Geschichte der Tiere befasste und die Hunde ihrer Problematik entsprechend betrachtete. Anders als zuvor, zeigten manche Hunde gleich gar keine Auffälligkeiten mehr.

Möchtest Du also Dein geliebtes Tier mit Meditationen unterstützen, dann mache das Bild eines gesunden und problemlosen Tieres so stark, dass Du es genauso siehst: Gesund, umgänglich, liebevoll, menschenfreundlich - was auch

immer die Realität sein soll, in der Du leben möchtest.
Ich verspreche Dir nicht, dass von heute auf morgen Dein geliebtes Tier komplett anders sein wird. Doch ich bin davon überzeugt, dass die Quantenphysik uns fundamentale Wahrheiten über das Leben und unser Bewusstsein zuteil werden lässt, die wir in dem hier beschriebenen Sinne zum höchsten Wohle aller nutzen können - und nutzen sollten.

Deine Arbeit wird Wirkungen zeitigen. Lasse Dich darauf ein, meditiere und mache Deine inneren Bilder stark, beeinflusse Deine Realität und bereichere die Welt mit Deinen Wunschvorstellungen von Heilung, Frieden und Liebe; und vertraue.

***

Alles,
was wir mit unserem Bewusstsein liebend betrachten,
gewinnt an Daseinskraft.
Alles, was wir ignorieren oder vernachlässigen,
verliert an Daseinskraft.

Wolf Dieter Storl
aus 'Streifzüge am Rande Midgards'

***

Kraftorte

Seit je her wissen die Menschen um gewisse Orte, die eine ganz besondere Energie haben. Zur Zeit der alten Kelten huldigte man den Heiligen Hainen, Kraftorten auf Flur und in Wäldern, die irgendwie *etwas ganz Besonderes* hatten; eine ganz besondere Energie; eine ganz besondere Ausstrahlung; eine ganz besondere Aura.

Die *Geomantie*, die sogenannte *'Weissagung der Erde'*, ist der moderne Begriff für eine uns Menschen seit je her gegebene Wahrnehmung für die Energiequalität unterschiedlicher Orte. Sie bezeichnet eine Form des Hellsehens, bei der Markierungen und Muster in der Erde oder im Sand, Steinen und im Boden erspürt werden und dessen Energie wir uns nutzbar machen können. Früher nannte man solcherlei Orte unter Anderem *Heilige Haine*.

Unsere Vorfahren wussten sehr genau um diese Orte und nutzten ihre Energie für ihr Leben. Kraftorte sind wie Tore, durch die der Mensch ein klein wenig intensiver das All-Ein-Sein mit allem Seienden, mit aller Unendlichkeit, erschauen und erleben kann.

Als sich das Christentum verbreitete, übernahmen ihre Anhänger viele der Kraftorte und bauten Kirchen auf ihnen. Mont Saint-Michel in Frankreich ist ein sehr eindrückliches Beispiel dafür, doch auch das Kloster Lenin in Deutschland, in dessen Altarraum bis heute der Stumpf eines Baumes zu sehen ist, um den die Kirche errichtet wurde.

Die Heiligen Bäume in den Heiligen Hainen wurden oftmals als Zeichen des Triumphs der Institution Kirche abgesägt. Der Stumpf im Altarraum in Lenin gilt als Symbol des Sieges über die keltische- und die darauf gefolgte germanische Kultur - den sogenannten Heiden. Noch heute spürt man in der Kirche Lenins das Wehe und die Trauer der alten Zeit, und des Baumes - spürt man ganz genau hin. Die ursprüngliche Energie des Kraftortes ist dadurch natürlich erheblich getrübt.

Du wirst Deine eigenen 'Kraftorte' kennen. Dir werden bestimmte Orte beim Lesen dieser Zeilen vor Deinem inneren

Auge aufleuchten. Diese können in freier Natur, sie können jedoch auch direkt bei Dir daheim sein, in einem bestimmten Zimmer, oder an einer bestimmten Stelle Deiner näheren Umgebung.

Um Dich zu re-energetisieren, Kraft zu schöpfen und Verbindung zu Deinem kosmischen Sein aufzunehmen, kann das regelmäßige Besuchen von Kraftorten sehr hilfreich sein. Auch die Energieübertragung auf Dein geliebtes Tier, Dein geliebtes Gegenüber, und der Heilungsprozess einer Heilbehandlung kann durch das Aufsuchen von Kraftorten gefördert und unterstützt werden.

Der Kanal für das Bewusstsein über die zeitlosen Welten unendlicher Weite, in der wir uns befinden - eingebunden mit Mutter Erde in ein System aus Nachbar-Planeten in einem unendlichen Universum - kann an Kraftorten weiter geöffnet sein, als anderswo. Das All-Ein-Sein kann hier möglicherweise ganz von all-ein geschehen.

Suche Dir Deinen eigenen Kraftort und tauche ein in die zeitlose, ewige Weisheit, die uns die Unendlichkeit offenbart, und die *in uns* und *um uns* herum lebendig ist.

*

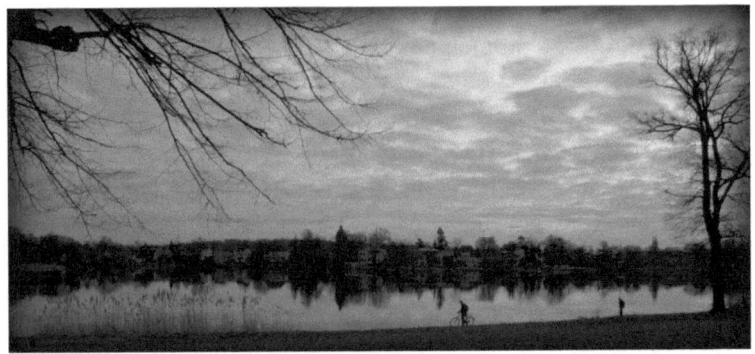

*

***

Siehe,
ich sende einen Engel vor dir her,
der dich behüte auf dem Wege
und bringe dich an den Ort,
den ich bereitet habe.

2. Mose, 23,20

***

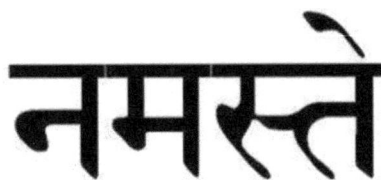

Namaste

(nah-mas-tay; sanskrit)

- meine Seele erkennt Deine Seele, Ich
ehre das Licht, die Liebe, die Schönheit,
die Wahrheit und die Freundlichkeit in
Dir, da all das auch in mir ist; beim
Teilen all dessen gibt es keine Distanz
und keine Unterschiede zwischen uns, wir
sind gleich, wir sind eins

Teil II

Methoden zur Unterstützung von Heilung

Methoden zur Unterstützung von Heilung sind komplexe Anwendungen, die etwas Erfahrung, Empathie, Einfühlungsvermögen, die Fähigkeit der intuitiven Wahrnehmung und des geistigen Erfassens voraussetzen. Diese Methoden sind wahlweise mit dem Lesen von Büchern, dem Aneignen gewisser Deutungs-Inhalte, mit Schulungen oder einem mehr oder weniger intensiven Selbststudium verbunden.

Diese Methoden sollen helfen, Dir ein Problem und dessen Konstellationen ins Bewusstsein zu holen, um es gedanklich, geistig und spirituell erfassen zu können. Das Wissen um den Hintergrund eines Krankheitsgeschehens kann uns helfen, den Sinn und die Bedeutung von entstandenen Konflikten, Symptomen und Krankheiten zu verstehen und ganz gezielt die unterschiedlichen Heilbehandlungen entsprechend anzuwenden.

***

Sei dankbar für was immer kommt
denn alles wurde gesandt
als eine Führung aus dem Jenseits.

Rumi

***

Legung von Karten

Können Karten heilen?

Ein klares: Nein! Karten können genauso wenig heilen wie der Spruch aus dem Glückskeks im chinesischen Restaurant um die Ecke.

ABER – Die professionelle Legung von Karten kann Anstoß geben, ein Problem, eine Situation, einen Lebensmoment einmal unter ganz anderen Aspekten zu betrachten. Eine Kartenlegung kann Dir helfen, ein ganz neues Verständnis für die Dir begegnenden Lebenssituationen und -herausforderungen zu entwickeln.

'Kartenlegungen können Inspirationen sein, in neue, andere Richtungen zu denken und sich dem aktuellen Problem von einer bisher nicht in Erwägung gezogenen Seite zu nähern.'

Das kosmische Lenormand

Eines der Decks, mit denen ich arbeite, ist das kosmische Lenormand. Es offenbart die dem Leben bzw. die einer Lebenssituation zugrundeliegende energetische, spirituelle und ganzheitliche Konstellation. Eine vollständige Legung, in der alle 36 Karten ausgelegt werden, spiegelt tiefere Ebenen der Realität wieder. Es erlaubt, eine Lebenssituation eingehend zu betrachten, einen Lebensmoment aus kosmischer Sicht zu erkennen und macht deutlich, in welchem Bereich die kosmische Harmonie und die universelle Einheit 'gestört', bzw. 'verletzt' sind, wo Handlungsbedarf besteht und in welcher Richtung mögliche Lösungen liegen können.

Tarot

Das Tarot ist im Grunde genommen so aufgebaut, wie ein Set herkömmlicher Skat-Karten. Zusätzlich gibt es allerdings ein sogenanntes 'Großes Arkana', welches aus 22 Karten besteht und den Einweihungsweg der menschlichen Seele beschreibt. Es beschreibt den Weg des ersten Lebensimpulses, der in die Form eintritt, über sämtliche Erkenntnis- und Entwicklungs-Prozesse der Menschwerdung, bis hin zum Wieder-Eingang in die unendliche Welt des Gestaltlosen.

Das gesamte 'Kleine Arkana' beschreibt die Entwicklung der Seele in Anbetracht der vier Elemente; und die Hofkarten symbolisieren die unterschiedlichen Aspekte der Elemente und deren Ausdruck in der Welt.

Das Tarot ist mit all seinen Lege-Systemen und -Varianten so vielseitig einsetzbar, dass hier ein wirkliches Studium nicht ausbleibt, willst Du die Bedeutung der Karten im Ganzen erfassen.

Oswald Wirth schreibt dazu in seinem Buch 'Tarot der Meister - Die hohe Schule der großen Arkana':

'Von allen Orakeln überrascht der Tarot mit seinen Antworten am meisten, weil alle möglichen Kombinationen dieses universellen Schlüssels der Kabbala in ihrer Auflösung weise und wahrhaftige Antworten geben. Der Tarot war das einzige Buch der alten Magier, er ist die ursprüngliche Bibel ...'

Und sein Lehrer, Eliphas Lévi, der davon ausging, dass das Tarot, Umkehrung von Tora(t), die eigentliche Heilige Schrift ist und alle Geheimnisse des Alten Testamentes, der Tora, und damit der Schöpfung der Welt, beinhaltet, schreibt:

'Es ist ein ganzes philosophisches System, das den Geist vor Verirrung schützt und ihm dabei Initiative und Freiheit lässt; er ist die auf das Absolute angewandte Mathematik, die Vereinigung des Wirklichen mit dem Idealen, er ist eine Anreihung von Gedanken, die wie die Zahlen von strenger

Folgerichtigkeit sind, schließlich ist er vielleicht das zugleich Einfachste und Größte, was der menschliche Geist je schuf.'

Solltest Du Dich für ein Studium des Tarot entscheiden, so empfehle ich Dir die alten Meister wie Oswalt Wirth und Eliphas Lévi. Aber auch das ganz neue, umfangreiche Buch *'The Book of Patch - The ultimate Guide to Patch Tarot'* kann ich empfehlen. Dieses neue Deck, zu dem ein 600-Seiten starkes Buch geschrieben wurde, ist eine Konvergenz aller bisherigen, großen bekannten Decks, gepaart mit heutiger Einsicht in die zeitlosen Lehren. Die Mühe des Studiums lohnt sich!

Orakelkarten

Orakelkarten gibt es in mannigfacher Ausführung. Ob in Form von Engel-Karten, Weisheits-Spruch-Karten oder Tier-Orakeln - der heutige Markt hat diesbezüglich viel zu bieten.

Das Ziehen einer Orakelkarte kann ebenfalls dazu beitragen, dass Du Dich und Deine Situation, das Befinden Deines geliebten Tieres und etwaige Herausforderungen Deines Lebens in einem anderen Licht sehen kannst. Orakelkarten mögen Dir einen inspirierenden Impuls geben, in neue Richtungen zu denken und an neuen Orten nach Lösungen zu schauen.

Weiterführende Tipps zu Kartensets:

Tier-Botschaften, Das Helfertier-Orakel von Jeanne Ruland und Murat Karacay

The Spirit Animal Oracle von Colette Baron-Reid

Das schamanische Seelen-Orakel von A. Villoldo, C. Baron-Reid und M. Lobos

Das Baum-Engel-Orakel von Fred Hageneder und Anne Heng

Was hat Kartenlegen mit Tieren zu tun?

Im Normalfall sind Tier und Bezugsperson eng miteinander verbunden. Der Mensch spürt, wenn es dem Tier nicht gut geht; das Tier reagiert, wenn die Bezugsperson aus dem emotionalen Gleichgewicht geraten ist.

Da die Gefühle, Emotionen und das Energiefeld von dem Tier und der Person in der Regel miteinander verwoben sind, kann es durchaus Sinn machen, durch eine Kartenlegung etwas Licht in eine problematische Situation zu bringen, die letzten Endes nur der Mensch für das Tier lösen kann. Vor allem im Bezug auf Verhaltens-Auffälligkeiten Deines Haustieres, das Deinen Lebensraum mit Dir teilt und sich tagtäglich in Deinem Lebens-Umfeld bewegt, gilt: Der Mensch ist meistens Teil des Problems seines Tieres.

Doch auch für Pferde, die zwar in einem Stall stehen, jedoch trotzdem einen Bezug zum Menschen haben, gilt dieser Grundsatz. Der Mensch ist nie entkoppelt von seinem Tier. Vor allem dann nicht, wenn sich der Mensch mit dem Tier emotional verbunden fühlt.

In diesem Sinne kann das 'Problem' eines Tieres, wie zum Beispiel Verhaltensauffälligkeiten und Befindlichkeits-Störungen, nie vom Menschen getrennt betrachtet werden. Es müssen immer beide Parteien in eine Lösungsfindung mit einbezogen werden, zu der eine Kartenlegung einen großen und hilfreichen Teil beitragen kann.

Ist das Tier ernsthaft krank, kann gefragt werden, was der tiefere Sinn dieser Krankheit ist und welche karmische Aufgabe an den Menschen gestellt ist, der die Erfahrung eines kranken Tieres durchläuft, das er liebt.

***

Nothing ever goes away
until it teaches us
what we need to know.

***

Nichts wird jemals aus Deinem Leben verschwinden,
solange es uns nicht gelehrt hat,
was wir wissen müssen.

Pema Chodron

***

Fallbeispiel Malinka

Malinka, ein Welpe aus dem Alten Jagdhaus, fand eine reizende Dame, die sehr sensitiv erschien. Die Dame schickte die liebevollsten Nachrichten, in denen sie sich für jedes Bild, jede Information zu ihrem 'Baby' bedankte. Doch trotz all der liebevollen Freundlichkeit schwang Trauer in ihrer Ausstrahlung.

Sie bemerkte zu unterschiedlichen Gelegenheiten, dass ihr Sohn vor guten 5 Jahren bei einem Autounfall schwer verletzt wurde. Anstatt sich von dem Unfall zu erholen und mit seinen Einschränkungen zu leben, die aus den Verletzungen resultierten, nahm er sich das Leben. Bis heute plagten sie schwere Schuldgefühle, da sie diejenige war, die am Steuer des Autos saß, als der Unfall geschah.

Nun sollte die kleine Malinka Freude in ihr Leben bringen, und sie glücklich machen.

Das Gegenteil geschah: Nicht die nette Frau wurde glücklicher, sondern Malinka wurde schon innerhalb der ersten zwei Wochen ihrer Anwesenheit im neuen Heim krank; und die Ärzte konnten nicht sagen, woran Malinka erkrankt war, zeigte sie lediglich Symptome des Unwohlseins ohne 'erkennbare' Ursache.

Was ist geschehen?

Malinka spürte die tiefe Trauer und Ausweglosigkeit, die nun in ihrem Lebensraum standen, und ging mit diesen Schwingungen in Resonanz. Die Symptome, die sie zeigte, waren der körperliche Ausdruck der Frequenzen, die ihre neue Hunde-Mama aussandte, ohne es zu wollen, in Form von unbewältigten Gefühlen und dem beißenden Schmerz des Verlustes.

In diesem Fall hat das Verstehen der Situation beiden geholfen, diese Verstrickung zu lösen und so Malinkas Symptome zu lindern.

Seelenlesungen –
Auslesen der karmischen Aufgabe

Die kosmischen Gesetze der Heilung

Wir alle sind eingebunden in die universelle Harmonie unseres Sonnensystems, eingefasst in den Kontext universeller Gesetzmäßigkeiten, ob wir uns dessen bewusst sind oder nicht. Stehen wir im Einklang mit dem 'Großen Ganzen', kann sich die kosmische Harmonie auch in unserem Leben zeigen. Auf dieser Grundlage kann Heilung geschehen. Heilung geschieht immer dann, wenn unser Leben in Harmonie mit den kosmischen Gesetzen steht.

Gibt es individuelle, kosmische Gesetze?

Ja, die gibt es. Sogar die Medizin weiß heute, dass bestimmte Medikamente, ja - sogar bestimmte Nahrungsmittel - individuelle Wirkungen haben, die nie verallgemeinert werden können.

Das Auslesen des sogenannten kosmischen Imprints kann auf vielfältige Weise dazu beitragen, Dich, Dein Leben, Deine Lebenssituationen und Deine Problem-Konstellationen besser zu verstehen. Die individuelle Konstellation eines jeden Menschen ist wie der kosmische Fingerabdruck, den er ganz speziell mitbekommen hat. Die planetarische Konstellation zum Zeitpunkt Deiner Geburt offenbart Deine ganz individuelle Lebensaufgabe, offenbart die karmische Aufgabe, die Deine Seele mit auf diese Welt gebracht hat.

Dasselbe gilt für Dein Tier. Auch Dein geliebtes Tier hat eine ganz eigene, individuelle karmische Aufgabe, nicht nur auf weltlicher, sondern auch auf spiritueller Ebene zu lösen. Nicht nur Du, sondern jede Seele, jedes Tier, jede Pflanze, einfach jedes Lebewesen, ist eine inkarnierte Seele und bringt seine eigenen Aufgaben, Prüfungen und Gaben mit in diese Welt. Wir sind alle hier, um weltliche Erfahrungen zu machen; und wir haben alle unser Päckchen karmischer Aufgaben zu tragen. So bringt auch Dein geliebtes Tier etwas in dieses Leben mit, was ihm die Möglichkeit zu Entwicklung und zu Wachstum schenkt.

Findet jetzt, hier, in diesem Leben, in dieser Zeit, eine Begegnung statt - zwischen Dir und Deinem Tier - die euch beide berührt, dann ist das, was sich zwischen euch ergibt, ebenfalls eine ganz 'eigene Sache', mit einer ganz eigenen energetischen Konfiguration, einem ganz eigenen 'Charakter', die ausgelesen werden kann.

Es kann hilfreich sein, das hinter einer Erfahrung liegende Karma auszulesen - wie es der berühmte Psycho-Analytiker C. G. Jung bei seinen Klienten schon tat - um auf diese Weise die Gesamtsituation besser zu verstehen und entsprechender mit der jeweiligen Heilweise auf sie antworten zu können.

Weiterführende Lektüre:

Buch: Gunda Scholdt - Praxisbuch der esoterischen Astrologie
Dane Rudhyar - Die zwölf kosmischen Gaben, Die zwölf
kosmischen Prüfungen, Die zehn kosmischen Chancen

Was ist Tierkommunikation?

All das in diesem Buch Beschriebene fällt weitläufig unter den Begriff der Tierkommunikation. Denn Du kommunizierst mit Deinem Tier - Du versuchst, es wahrzunehmen, es zu verstehen, es mit allen Sinnen *zu erfassen.*

Es gibt ein Hilfsmittel, welches es Dir ermöglicht, ganz bewusst mit Deinem Tier *'zu sprechen'*. Die grundlegende Idee dieser Technik ist im Kapitel 'Visualisation' beschrieben. Der einzige Unterschied:

Du *'machst'* die Bilder, die Du siehst, *nicht* selber, sondern Du stellst Dir vor, wie Du Deinem Tier begegnest und *lässt die Bilder geschehen, die sich dann zeigen.*

Dieses Vorgehen hat mit intuitiver Wahrnehmung, Wach-Visionen, Wach-Träumen und Erschauen zu tun.

Ganz praktisch: Stelle Dir vor, wie Du Deinem Tier begegnest.

Was siehst Du?
Ist irgendetwas anders als sonst?
Liegt es schmerzerfüllt da?
Weint es?

Intuitiv - hier in Form von Bildern - kannst Du Schwingungen, Stimmungen und Frequenzen erfassen. Zum Beispiel kann Dein Tier weinen, ohne dass das Tier in der realen Welt im klassischen Sinne *'weinen'* kann. Verstehe die Bilder als Information für Dich. Lasse sie zu und urteile auf gar keinen Fall!

Möchte Dein Tier Dir etwas zeigen?
Möchte Dein Tier Dir etwas sagen?
*Möchte Dein Tier, dass **Du** ihm etwas sagst, oder zeigst, oder tust?*

Dadurch, dass Du über den kosmischen Raum, der die 99,99999999 % deines Daseins ausmacht, mit allem verbunden bist, sind die Informationen, die in diesem kosmischen Raum, sprich: Im morphogenetischen Feld - liegen, für Dich erreichbar und abrufbar.

Lasse dazu alle Wertvorstellungen und jegliche Urteile über Mögliches und Unmögliches für die Momente der Kontaktaufnahme zu Deinem Tier los. Mache Dich vollkommen frei und lasse zu, was sich Dir zeigen will. Und dann schaue hin.

Das ist, kurz gesagt, das ganze Geheimnis.

Weiterführende Lektüre zu diesem Thema ist in dem Buch *Kommunikation mit Tieren - Ein Essay* von A. K. Tessnow beschrieben, das Dir ausführlich darlegt, dass Du selbst alles in Dir hast, was Du jemals brauchen wirst, um effektiv Kontakt zu Deinem Tier aufnehmen zu können.

Zusätzlich hilfreich und eine gute Ergänzung zu dem Buch sind auch die *Meditationen zur Verbindung mit Deinem Tier* von Beate Seebauer.

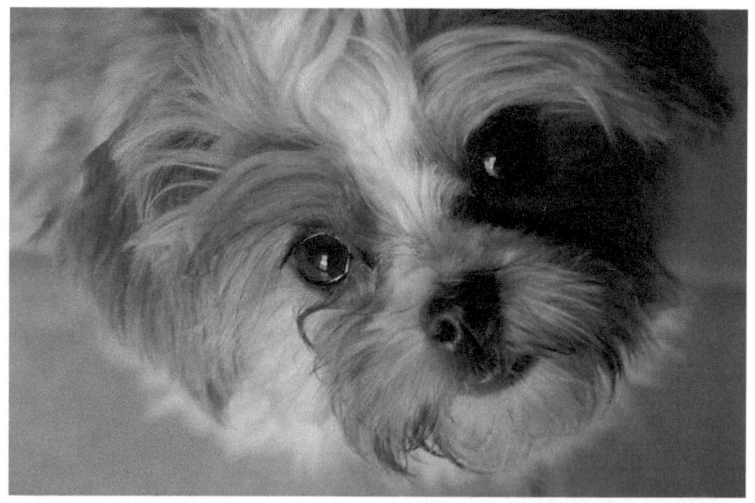

Diejenigen,
die uns am meisten
über Menschlichkeit beibringen,
sind nicht immer Menschen.

Donald L Hicks

Bild: Klärchen aus dem Alten Jagdhaus, die mich auf Schritt und Tritt begleitet und mich jedes Mal mit ihren Liebesbekundungen überschüttet und mich so vor mir selbst rettet, wenn meine Emotionen mich zu überwältigen drohen.

***

I just found this
*really - **really** - old Picture*
of you.

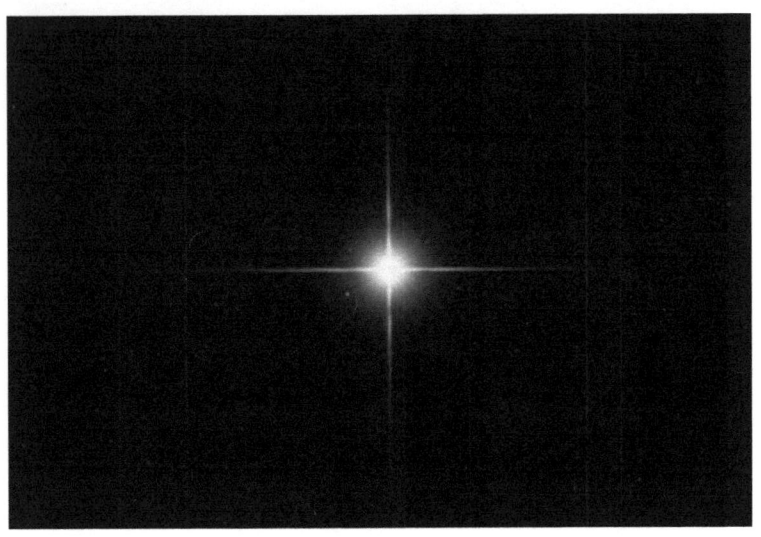

Gerade habe ich dieses
*wirklich - **wirklich** - alte Bild*
von Dir gefunden

Teil III -

Substanzen zur Unterstützung der Heilung

oder Heilpraktik - Praktisch heilen

Die Heilpraktik sowie die Tier-Heilpraktik, bestehen aus einem Grundstudium, welches Anatomie, Physiologie und Krankheitskunde beinhaltet. Themen, die Voraussetzung für eine fundierte Diagnostik sind. Die unterschiedlichen Behandlungsverfahren, die man anwenden kann, bedürfen teilweise weiterer kompletter Ausbildungs- und Studiengänge und sind vergleichbar mit dem Facharzt-Studium in der allopathischen Medizin. Jede hier beschriebene Anwendungs-Methode bedarf also eines intensiven Studiums, was das Lesen von Büchern und das weitreichende Befassen mit der Materie beinhaltet. Viele Grundlagen kann man sich heute leicht im Selbststudium aneignen.

Einige heil-praktische Behandlungsverfahren leiten sich vor allem aus der Verhaltens-therapeutischen Beobachtung ab, sowie aus dem Erkennen von Symptomen-Komplexen. Am Vorhandensein bestimmter Symptomen-Komplexe orientiert sich zum Beispiel eine Art der angewandten Homöopathie. Die Homöopathie wiederum ist ein so weites Feld, dass Interessierten dieser Heilmethode ein eigenes Studium zu empfehlen ist.

Verhaltens-Merkmale, deren Definition und klare Abgrenzung zu anderen Verhaltens-Auffälligkeiten, sind wiederum Grundlage der Anwendung der Bachblüten-Therapie. Die Wirkungsweise von Bachblüten orientiert sich grundsätzlich an dem Verhalten eines Tieres oder Menschen. Die unterschiedlichen Bachblüten helfen dabei, Verhaltensweisen und emotionale Zustände auszugleichen, und auf diese Weise entsprechende Verhaltens-Muster zu durchbrechen und auszugleichen.

Die Anwendung von Kräutern, Ätherischen Ölen und Essenzen

kann man sowohl auf der Grundlage von physischen Symptomen-Komplexen anwenden, als auch auf der Grundlage von Verhaltens-Auffälligkeiten und emotionalem Ungleichgewicht.

Das Druidentum, die Weisheit der Bäume oder:
Die Heilpraktik früherer Zeiten

Der uns allen geläufige Begriff des *Druidentums* beschreibt die Weisheit und Heilkraft rund um die Bäume. In Baumbüchern, wie zum Beispiel *'Der Geist der Bäume'*, *'Die Baumheilkunde'* oder *'Die andere Seite des Waldes'* kommt man am Druidentum alter Zeiten nicht vorbei.

Unsere Vorväter, die Kelten und auch die Germanen, hielten Bäume für heilige Wesen. Sie wussten um die Heiligen Haine, die in diesem Buch schon thematisiert wurden, sowie um die Verbindung von Baum und Kosmos.

Bäume präsentieren die Lunge des Lebens. Wälder gelten gemeinhin als die Lunge des Planeten. Die Lunge steht symbolisch für das Stirb und Werde, für Wiedergeburt und Karma, für den ewigen Kreislauf der Gezeiten, für den Tropf, an dem das Leben hängt. Symptomatisch stehen Lungenprobleme allgemein für Trauer, obwohl dies sicher nicht immer in und jedem Einzelfall zutrifft.

Wer in die Welt der Bäume eintaucht, findet ein faszinierendes Reich, dass voll ist mit Mysterien, mit ungeahnten Weisen der Kommunikation, mit Zusammenhalt, Beständigkeit und Weisheit - und nicht zuletzt von Heilkräften und heilenden - ja heiligen - Substanzen, um es mit den Worten unserer Vorväter auszudrücken.

Das Wissen um die Weisheit der Bäume wurde zusammen mit dem Kelten- und Germanentum vernichtet, unterbunden und die Wissenden verbrannt. Wir alle kennen die Geschichte.

Doch wer wirklich heilende Substanzen für sich, sein geliebtes Tier, seinen Nächsten und sein Leben nutzen möchte, der sollte sich mit den Bäumen befassen; mit den Substanzen aus der

Natur. Mit all dem, was die Natur zu bieten hat.

Wer wirklich Heilungsprozesse anstoßen und unterstützen möchte, der nutze all das, was das universelle Große Ganze uns in Hülle und Fülle frei zur Verfügung stellt.

'Sorgt Euch um nichts' steht in den Briefen an die Philipper im neuen Testament, denn *für Dich ist gesorgt.*

Wer einen Blick in die schier unüberschaubare Bandbreite heilender Substanzen wirft, die uns die Natur, das Universum, die Schöpfung, frei zu Verfügung stellt, wird schnell feststellen: Uns ist tatsächlich alles gegeben, was wir zum Gesund- und Heilsein brauchen.

Alles, was wir tun müssen, um diese heilenden Substanzen zu nutzen, ist zugreifen.

Es gibt mehr Sterne im Universum
als Sandkörner auf der Erde,
aber es befinden sich mehr Atome in einem Sandkorn
als Sterne im Universum.

Dr. Jason Marshall
Astrophysiker

Kräuter

Jedes Medikament ist von einer Substanz aus der Natur abgeleitet; manch ein Wirkstoff ist sogar die chemisch hergestellte Variante von natürlichen, wirkungsvollen Stoffen. Die Chemie versucht bis heute, die molekulare Struktur gewisser Substanzen 'nachzubauen', ja sie versucht, chemisch herzustellen, was die Natur uns auf natürlichem Wege zur Verfügung stellt.

Die Natur bietet zahlreiche Kräuter an, die Du effektiv zur Unterstützung der Heilung von Dir, Deinem geliebten Tier und Deinem geliebten Nächsten anwenden kannst. Da eine Auflistung sämtlicher Kräuter und deren Anwendungsmöglichkeiten ein eigenes Buch wert sind und dieses locker füllen kann, sind hier nicht alle wertvollen und anwendbaren Kräuter aufgelistet. Doch ich möchte Dir beschreiben, wie Du Dir die Wirkstoffe in Kräutern nutzbar machen kannst.

Weiterführende Tipps

Buch: *'Heil-Pflanzen für Hunde - Wirkungsweise, Rezepturen und Anwendungen'* von Dr. Med. Vet. Alexandra Nadig

Buch: *'Ur-Medizin', 'Heilkräuter und Zauberpflanzen', 'Pflanzen der Kelten'* von Wolf-Dieter Storl, um hier nur ein paar wenige seiner Werke zu nennen.

Auch für andere Tierarten gibt es entsprechende Lektüre, die sicher und einfach über die Online-Suchmaschinen gefunden oder in der Buchhandlung Deiner Wahl erfragt werden können.

Herstellung von Pulvern, Extrakten, Tinkturen, Ölen und Salben

Die alten Druiden wüssten uns über die heilenden Kräfte aller Bäume und ihrer Bestandteile sicher viel zu berichten. Denn Essenzen sind die konzentrierten Wirkstoffe aus natürlichen Substanzen, wozu nicht nur Kräuter, sondern zum Beispiel auch Baumrinde, Knospen, Nadeln und Blätter gehören. Nicht nur Blüten, Gräser und Kräuter dienen und unterstützen heilende Prozesse, sondern auch sämtliche Bestandteile der Bäume.

Weidenrinde zum Beispiel enthält natürliche Acetyl-Salicylsäure, die heute - chemisch hergestellt - als Wirkstoff in Aspirin genutzt wird. Doch warum die chemische Variante nutzen, wenn es eine natürliche gibt?

Pulverisieren

Eine Art, sich natürliche Substanzen nutzbar zu machen, ist das Trocknen und Pulverisieren von entsprechenden pflanzlichen Bestandteilen. Das gilt für Kräuter, wie auch für Rinden - zum Beispiel die eben erwähnte Weidenrinde. Das Pulver kann direkt in das Futter eingemischt werden. Ideal eignen sich kleine, traditionelle Mörser mit Stößel, die man mit der Hand bedient. Ich habe einen, der aus Stein und sehr schwer ist. Er ist innen rau und eignet sich hervorragend dazu, sowohl getrocknete Kräuter, Rinden, Blüten und Blätter, als auch Nahrungsergänzung in Tablettenform zu pulverisieren.

Auskochen

Heilende Substanzen entfalten ihre Wirkung vor allem durch das Auskochen der in den Pflanzen enthaltenen ätherischen Öle - nicht durch einfaches Aufgießen mit heißem Wasser! Möchtest Du die heilende Wirkung von pflanzlichen Wirkstoffen nutzen, dann nehme lose Kräuter - zum Beispiel in Form von Tee aus der Apotheke oder einer Naturkostabteilung - gib sie in einen Topf, decke ihn ab und koche die Kräuter auf. Dann lasse sie ziehen, bis sie abgekühlt sind. Gieße sie im Anschluss ab.

Kochst Du zum Beispiel frische Minze, um eine Erkältung zu lindern, dann empfiehlt es sich, den Dampf, der beim Erhitzen entsteht, zur Inhalation zu nutzen, während Du den Sud, der entsteht, im Zuge der Abkühlung abdeckst und nach dem Abkühlen trinkst.

Solltest Du den entstehenden Dampf beim Auskochen von Wirkstoffen aus Kräutern nicht nutzen wollen, empfiehlt es sich, den Topf abzudecken, die Substanzen aufzukochen und abgedeckt stehen zu lassen, damit sich die ätherischen Öle nicht in den Raum verflüchtigen und ungenutzt verdampfen. Denn es sind gerade diese Wirkstoffe und ätherischen Öle, die wertvoll sind und eine Heilwirkung erzielen.

Herstellen von Extrakten und Tinkturen

mit Alkohol

Dazu gibt man die entsprechenden Substanzen in ein Gefäß und bedeckt diese mit hochprozentigem, trinkbarem Alkohol. Dies lässt man abgedeckt, an einem trockenen, nicht direkt von der Sonne bestrahlten Ort ziehen. Zwischendurch empfiehlt es sich, die Mischung immer mal wieder zu schütteln. Die Einwirkzeit kann von Tagen über Wochen bis hin zu Monaten liegen, je nach dem, was für eine Tinktur oder welch ein Extrakt hergestellt werden soll und wie konzentriert Du das Endresultat haben möchtest. In der Regel machst Du jedoch nichts falsch, wenn Du eine generelle Einwirkzeit von 4 Wochen einkalkulierst.

Im Anschluss seihst Du die Mischung ab. Das bedeutet, Du gießt sie durch einen Filter, zum Beispiel einen Kaffee-Filter, ein Sieb oder ein Tuch, um die Substanz von der Flüssigkeit zu trennen.

Ist die Tinktur, bzw. der Extrakt, fertig, dann fülle die Flüssigkeit in ein möglichst dunkles Gefäß, bestenfalls aus Glas. Solltest Du kein Gefäß aus dunklem Glas zur Verfügung haben, dann stelle das Gefäß an einen Ort, der keiner direkten Sonneneinstrahlung ausgesetzt ist.

So kannst Du zum Beispiel Fichtennadel-Extrakt selbst herstellen, den Du sogar als Badezusatz nehmen kannst, oder auch Kamillen-Tinktur, die leicht anzuwenden und vielfältig nutzbar ist.

ohne Alkohol

Genau dieselbe Prozedur kannst Du auch alkoholfrei durchführen. Dazu nimmst Du einfach Essig - empfohlen ist reiner Apfelessig - und führst das Ansetzen der Mischung auf dieselbe Art und Weise durch, wie die eben beschriebene. Die Einwirkzeit von 4 Wochen gilt auch hier als Richtwert.

Herstellen von Ölen

Ebenso, wie die Herstellung von Tinkturen und Extrakten funktioniert auch die Herstellung von Ölen. Dazu setzt Du die Mischung aus Substanzen Deiner Wahl einfach in Öl an, lässt es ungefähr 4 Wochen ziehen, schüttelst es zwischendurch und seihst es im Anschluss durch einen Filter, ein Sieb oder ein Tuch ab. Lagere das Öl ebenfalls an einem Ort, der nicht direkter Sonneneinstrahlung ausgesetzt ist.

Herstellen von Salben

Für das Herstellen von Salben gibt es unterschiedliche Verfahren. Eine Möglichkeit ist das sanfte Erhitzen von Fett.

Beispiel: Ringelblumensalbe

Du erhitzt eine Trägersubstanz, am besten Melkfett oder Vaseline, in welche Du die Blüten der Ringelblume gibst. Auf diese Weise kannst Du die Essenz der Blütenblätter, also die Wirkstoffe, die Du nutzen möchtest, durch die erhitzte Trägersubstanz extrahieren. Die Wirkstoffe verbinden sich gleichzeitig mit der Trägersubstanz. *Mit Erhitzen ist in diesem Falle nicht Kochen gemeint, das heißt, es sollte **nicht** auf 100°C erhitzt werden.*

Nach ca. 15 Minuten des Erhitzens und weiteren 15-30 Minuten Einwirkzeit, kannst Du die Blütenblätter abseihen. Dazu lässt Du die nun entstandene Flüssigkeit durch ein Sieb oder ein Tuch ablaufen. Fülle die noch flüssige Creme in Behälter Deiner Wahl und lasse sie nun abkühlen. Im abgekühlten Zustand sollte die Creme wieder fest werden, eine gelb-orangene Farbe haben und alle Wirkstoff-Essenzen der Ringelblume enthalten. Entsprechend ihres Einsatzgebietes kannst Du die Salbe nun anwenden.

Sowohl die Arbeit mit Kräutern, als auch die Arbeit *mit* und das Extrahieren *von* Essenzen gehören in das weite Feld der *Phytotherapie*, der Pflanzenheilkunde. Es sei jedem empfohlen, sich damit zu befassen, der seelische und körperliche Heilungsprozesse praktisch unterstützen möchte, sprich: jedem, der *praktisch heilen* will.

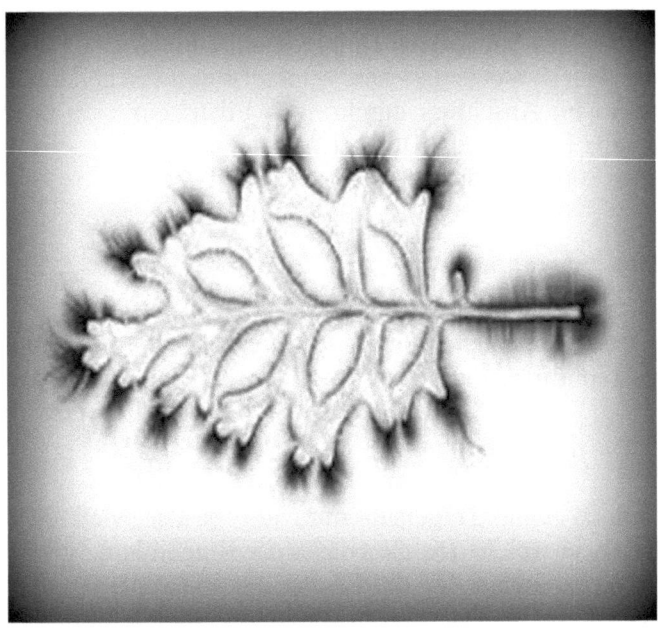

Die Kirlian-Fotorafie des Energiefeldes eines Blattes

Quelle: freepiks.com - Kirlian Photography - nature

Weiterführende Tipps:

Buch: *Die Heilkraft der Kräuter von Gabriela Schwarz*

Antibiotika aus der Natur - Sanfte Heilung durch natürliche Medizin von Marion & Michael Grandt

Heilen mit Wasser und Salz von Gabriele Zimmermann

Die Heilkraft des Honigs von Detlef Mix

Heilsame Öle von Dr. Roland Lüthi und Doris Iding

Webseite *die weitreichend über Kräuter und deren Anwendungsmöglichkeiten informiert und diese auch anbietet:*

www.naturheilkunde-bei-tieren.de

Energy Essences

Auch *energetische Tinkturen* genannt.

Ebenso, wie Du Wasser energetisieren und mit Informationen anreichern kannst, kannst Du auch Tinkturen herstellen. Dies geht ebenso, wie das Energetisieren von Wasser: Dazu nimmst Du Dir einfach ein kleines Fläschchen mit Pipette. Bekannt ist diese Art der Fläschchen von Nasentropfen. Oder auch einen kleinen Pump-Zerstäuber. Du kannst ganz einfach die gewünschte Information auf das Fläschchen oder den Zerstäuber aufkleben, in welches Du Wasser als Trägersubstanz füllst.

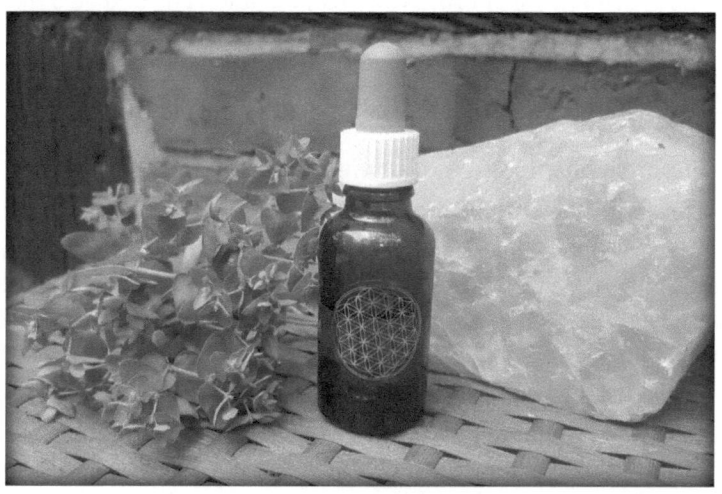

Energy Essence 'Flower of Life'

Die Energie-Tinktur 'Blume des Lebens'. Sie dient der inneren und in der Folge äußeren Harmonisierung. Durch die geringe Menge Wasser, die energetisiert wird, empfinde ich eine Tinktur als energiegeladener und konzentrierter, als ganze Wassernäpfe oder -flaschen.

Ätherische Öle

Ätherische Öle sind hochkonzentrierte Wirkstoffe, *die nur tropfenweise angewendet werden*. Die unterschiedlichen ätherischen Öle können in sogenannten Duftlampen oder Verdampfern - in Verbindung mit Wasser - im Raum verdampft werden und somit ihre volle Wirkung in die Atmosphäre abgeben.

Es sei hier dringend darauf hingewiesen, dass nur naturreine ätherische Öle heil-praktische Wirkungen haben. *Von synthetisch hergestellten Duftölen ist dringend abzuraten!* Diese sind - wie alle synthetisch hergestellten Duftstoffe - toxisch und können Schäden verursachen, die sich in vielen Fällen schnell in Form von Kopfschmerzen und Übelkeit zeigen.

Einsatzgebiete für ätherische Öle sind

- Zusatz in Shampoos und Reinigungsmitteln
- Zusatz in Wasch- und Heilerde
- als Parasitenschutz, Verdünnt in einer Sprühflasche im Raum, auf Unterlagen oder direkt auf das Fell Deines geliebten Tieres aufgesprüht, wirksam in diesem Fall vor allem: Lavendel, Teebaum-Öl
- kosmetisch zur unterschiedlichen Wirkung auf Haut und Haar
- zum Verdampfen in Räumen zur Unterstützung von Heilprozessen; zum Beispiel Minz- und Eukalyptus-Öle zur Gesundung von Krankheiten, welche die Lunge in Mitleidenschaft ziehen (Erkältungen etc.)
- zum Verdampfen in Räumen zur Ausgleichung von emotionalen Zuständen wie Konzentrationsschwäche, Angst, etc., z. B. Zitronella, Limette
- zur Inhalation
- als Wirkstoff in Tinkturen
- als wirkende Substanz in Salben und Cremes
- als Zusatz zur Wäschereinigung und zur Bekämpfung von

Parasitenbefall, ebenfalls: Lavendel und Teebaum-Öl
- als Zugabe in Wischwasser, wenn man keine Seifen oder Reinigungsmittel verwenden möchte.

Da das Wirkungsfeld ätherischer Öle ebenfalls sehr umfangreich ist, kann auch hier lediglich ein eigenes Studium - ob Selbst-Studium oder ein geführtes Studium - der vollen Bandbreite an Verwendungs-Möglichkeiten ätherischer Öle gerecht werden.

Weiterführende Tipps:

Das Buch *'HAIR - Alles über alternative Haarpflege'* befasst sich, unter anderem, mit Anwendungsmöglichkeiten ätherischer Öle im kosmetischen Bereich, mit konkreten Beispielen zur Wirkungsweise unterschiedlicher Öle.

Buch: *Neue Therapien mit ätherischen Ölen und Edelsteinen in Verbindung mit Bach-Blüten* von Dietmar Krämer

Alternativer Parasitenschutz

Nimm Dir eine Sprühflasche. Ich nutze gern 100ml Flaschen für meine Anti-Parasiten-Mischungen. Befülle sie mit Wasser und gebe folgende ätherische Öle hinein:

10 Tropfen Teebaum-Öl

10 Tropfen Kiefernnadel-Öl

10 Tropfen Lavendel-Öl

10 Tropfen Pfefferminz-Öl

10 Tropfen Eukalyptus-Öl

10 Tropfen Zitronen-Öl

Schüttle die Mischung vor jeder Anwendung gut und sprühe sie auf das Fell Deines geliebten Tieres auf. Da Parasiten sehr geruchs-empfindlich sind, sollten sie Dein geliebtes Tier meiden.

Auch wenn die nächste Empfehlung nicht unter das Thema *Ätherische Öle* sondern *Nahrungsergänzung* fällt, so möchte ich hier jedoch erwähnen:

Es gibt sogenannte *Formel-Z-Tabletten*. Sie sind ein Ergänzungs-Futtermittel, welches nicht nur für glänzendes Fell und gesunde Haut sorgt, sondern auch Zecken und andere Parasiten fernhält.

Petra Stein schreibt in ihrem Buch *Naturheilpraxis Hunde - Schnelle Selbsthilfe durch Homöopathie und Bachblüten* dazu: 'Durch die Gabe von Formel-Z-Tabletten verändern Sie die Körperausdünstungen Ihres Hundes, dass ihn die Parasiten 'nicht mehr riechen' können.'

Sowohl zur Bekämpfung bestehender Parasiten-Infektionen, als auch zur Prophylaxe, kannst Du Formel-Z-Tabletten zerkleinern und mit ins Futter geben. In Kombination mit dem *Alternativen Parasitenschutz* sollten Zecken, Flöhe und sonstige Parasiten der Vergangenheit angehören.

Bachblüten

Bachblüten sind pflanzliche Substanzen, die vor allem helfen sollen, seelische Prozesse und emotionale Zustände auszugleichen und auszuheilen. Sie werden in sieben unterschiedliche Themenbereiche eingeordnet:

1 - Angst

2 - Unsicherheit

3 - Interessenlosigkeit, Zurückgezogenheit, Resignation

4 - Einsamkeit, Isolation

5 - Überempfindlichkeit

6 - Verzweiflung, Mutlosigkeit

7 - 'Problemblüten', Übertreibung: Übermäßige Autorität, Zuwendung, Fürsorge und Besorgnis

Beispiel 1:

Mimulus - die Gauklerblume
Themenbereich 1 - Angst
Emotion: Ich mach mich ganz klein, dann sieht mich niemand

Leitsymptome:

- konkrete Ängste
- Hypersensibilität

Da wird das Auto für Hund oder Katze, oder der Hänger - im Falle von Pferden - zum Monster, gegen das man sich unter Einsatz seines Lebens wehren muss; Da wird die laute Musik des Nachbarn zur schier unerträglichen Quelle der Angst, die Zittern und Durchfall zeitigt; Da versiegt dem Mimulus-Muttertier die Milch, kaum werfen einmal Freunde einen Blick auf die Babys.

Die Bachblüte Mimulus hilft all den süßen Mimosen unter uns und den Tieren, die mit ängstlichen Zuständen Erfahrung gemacht haben und darunter leiden.
Es gibt bewährte Bachblüten und auch Bachblüten-Mischungen. Die bekannten 'Rescue-Tropfen' sind eine dieser Bachblüten-Mischungen, die in keinem Haushalt fehlen sollten.

Auch zum Thema Bachblüten gibt es ausführliche Lektüre, auf die ich an dieser Stelle hinweisen möchte. Ein sehr unterhaltsames und gleichsam inhaltsreiches Buch ist das Werk von Carolin Quast und Anja Jahn:

'Bach-Blüten für Hund und Katze - Lernen mit Cartoons'.

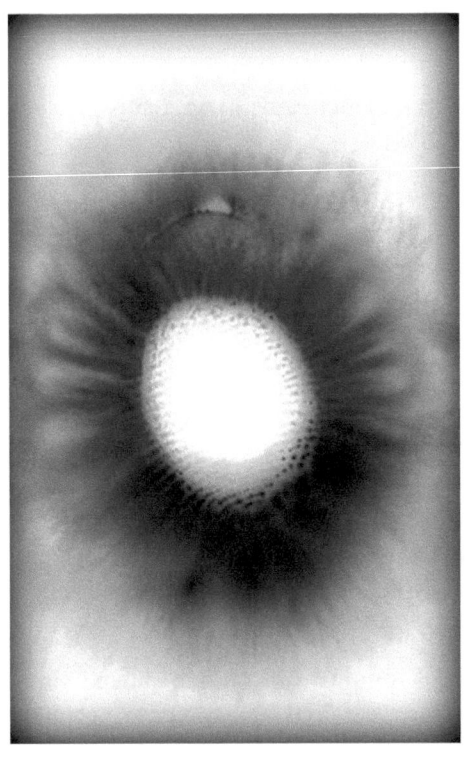

*Die Energie einer Person
wird Dir mehr über sie erzählen,
als ihre Worte.*

Bild: Kirlian-Fotografie des Energie-Feldes einer Fingerkuppe

Quelle: Esotherikmesse Bregenz 2002

Homöopathie

In der Einführung zu diesem Teil schrieb ich zur Homöopathie: *Am Vorhandensein bestimmter Symptomen-Komplexe orientiert sich zum Beispiel **eine Art** der angewandten Homöopathie.* Was bedeutet das?

Die Homöopathie wirkt nicht nur auf den physischen Körper ein. Die einzelnen Homöopathika werden - wie in vielen gängigen Büchern - nicht nur den reinen körperlichen Symptomen-Komplexen zugeordnet, sondern die Homöopathie wirkt auch auf höchster, fein-stofflicher Ebene. Darum ist die Anwendung homöopathischer Mittel mit großer Sorgfalt zu wählen und anzuwenden!

Pauschal kann man sagen:

- Je niedriger die Potenz eines homöopathischen Mittels, umso stofflicher die Ebene, auf die es einwirkt.

- Je höher die Potenz eines homöopathischen Mittels, umso feinstofflicher die Ebene, auf die es einwirkt.

Es ist in keinem Falle 'verkehrt', homöopathische Mittel auf rein stofflicher Ebene anzuwenden, wie die weitreichenden Erfahrungen erfolgreicher Anwendungen und die fachlich ausgearbeitete und fundierte Lektüre, auf die wir heutzutage zugreifen können, verdeutlicht. Nur rate ich vom *leichtfertigen* Gebrauch der Homöopathie ab, sowie von Büchern, die lediglich Symptomen-Komplexe, ohne weiterführende Hintergründe beschreiben.

Wer tief in die feinstoffliche Ebene hineinschauen möchte und sich mit der bewusstseinsverändernden Wirkung hoch-potenzierter Homöopathie befassen will, dem seien die Bücher von Wolfgang Döbereiner empfohlen:

'Astrologisch-Homöopathische Erfahrungsbilder zur Diagnose und Therapie von Erkrankungen'

Es ist eine der sehr wenigen Buch-Reihen, welche sich eingehend mit der energetischen Grundlage eines jeden Lebens und der daraus resultierenden Anwendungsmöglichkeiten einzelner homöopathischer Mittel befasst. Denn ein homöopathisches Mittel wirkt immer ganzheitlich, und nicht nur partiell.
Wer sich also mit der Homöopathie ganzheitlich auseinandersetzen möchte, d.h. auf dem Hintergrund seiner ganz individuellen, kosmisch-karmischen Konstellation, und nicht einfach eines der heute gängigen 'Kochbücher' lesen will, welches die Symptome wie Zutaten und das dazugehörige Mittel wie die fertige Mahlzeit präsentieren, der sei auf diese Bücher verwiesen.

Ein kleiner Textauszug, zwar aus dem Zusammenhang gerissen, doch als Beispiel hier wertvoll, auch wenn das konkrete Mittel zur Sicherheit nicht genannt ist:

'Das Arzneimittel aus der Homöopathie, A. M., ist der Erfahrung nach geeignet, aus der Täuschung zu heben, die Angst vor dem Empfinden zu nehmen. Seine Anwendung 'öffnet die Augen' für die Wirklichkeit, behebt damit die Voraussetzungen für die Krise des Zusammenbruchs einer falschen Vorstellung - der Täuschung. Im Falle einer zu starken Dosierung (gleich zu Beginn zu hoch potenziert und zu häufig gegeben) kann dies zu unvorbereiteten und abrupt aufbrechenden Krisen führen, etwa im zwischenmenschlichen Bereich.'

An diesem Beispiel wird deutlich, auf welch feinstofflicher Ebene Homöopathie wirksam sein kann. Darum seien die einzelnen Mittel nur nach sorgsamer Auswahl anzuwenden.

***

Homöopathie
ist die modernste
und durchdachteste Methode,
um Kranke ökonomisch und gewaltlos zu behandeln.
Die Regierung
muss sie in unserem Land fördern
und unterstützen.
Genauso,
wie mein Prinzip der Gewaltlosigkeit
niemals scheitern wird,
enttäuscht auch die Homöopathie nie.

(Mahatma Gandhi)

***

Nosoden-Therapie - mehr, als eine Alternative zur schulmedizinischen Impfung

Der Begriff 'Nosos' leitet sich von dem alt-griechischen Wort 'Krankheit' ab. So, wie die Homöopathie mit hochverdünnten und potenzierten *pflanzlichen* Wirkstoffen arbeitet, und diese dem Körper als Information zukommen lässt, arbeitet die Nosoden-Therapie mit hochverdünnten und potenzierten *Krankheitserregern*. Die Nosoden-Therapie ist die praktische Weiterentwicklung der Hömöopathie und gilt als eine ihrer Formen.

Eine Nosode lässt dem Organismus die Information einer Krankheit zukommen, was den Körper in der Folge dazu befähigt, mit dieser Krankheit umgehen zu können. Der Organismus kann auf diese Weise die entsprechende Abwehr mobilisieren und somit ein Ausbrechen einer Krankheit verhindern, da er nun die entsprechende Immun-Antwort auf einen Erreger kennt.

Kommt Dir diese Beschreibung bekannt vor? Natürlich - es ist das Prinzip einer Impfung. Das Konzept von Impfungen war auch der Ausgangspunkt der bis heute erfolgreich angewendeten und stetig weiterentwickelten Geschichte der Nosoden-Therapie. Eine Nosode ist jedoch nicht der Erreger selber, sondern die hoch-verdünnte, potenzierte *Information* eines Krankheitserregers.

Im Gegensatz zu homöopathischen Mitteln, welche - wie beschrieben - aus Pflanzen und deren Wirkstoffen hergestellt werden, werden Nosoden aus 'krankem' Material hergestellt, welches Bestandteile des entsprechenden Erregers unterschiedlicher Krankheiten enthält - natürlich in inaktiver Form, sodass kein Ausbrechen einer Krankheit befürchtet werden muss.

Eine Nosode setzt auf diese Weise einen Reiz, um die Gegenreaktion des Körpers auf einen Erreger anzustoßen und seine Regulationsfähigkeit zu aktivieren. Darum kannst Du Nosoden auch erfolgreich als Alternative zu herkömmlichen Impfungen anwenden.

Ein Beispiel:

Da meine Erfahrungen sich vor allem auf Hunde beziehen, nehme ich auch in diesem Beispiel auf diese Tierart Bezug.

Wenn Du in einer der Online-Suchmaschinen nach der Krankheit *Parvovirose* und *Nosode* suchst, bekommst Du mehrere Vorschläge zu der entsprechenden Nosode, die aus dem Erreger - dem Parvovirus - hergestellt wurde. *Die Parvovirose ist eine der Krankheiten, gegen die viele Tierärzte heutzutage Hunde standardisiert impfen.* Mit der aus dem Parvovirus hergestellten Nosode kannst Du bedenkenlos Dein geliebtes Tier gegen diese Krankheit immunisieren - also praktisch impfen.

Auch andere Krankheiten findest Du, wenn Du den entsprechenden Namen mit dem Zusatz 'Nosode' in eine der Online-Suchmaschinen eingibst.

Doch nicht nur das Prinzip der Impfungen kannst Du mit der Nosoden-Therapie anwenden, sondern Du kannst die entsprechende Nosode bei jeder Krankheit anwenden, die des Wachrufens einer Gegenreaktion bedarf, um dem Körper dabei zu helfen, ein Krankheitsgeschehen aus eigener Kraft zu überwinden. Vor allem Heilungsprozesse von Zuständen, die chronisch und irgendwie stagniert sind, können durch die entsprechende Nosode angestoßen werden.

Perfektioniert wurde das Konzept des Einsatzes von Nosoden mit den sogenannten Auto-Nosoden. Diese wirken prinzipiell wie die Eigenblut-Therapie, bei der körpereigenes Blut injiziert wird, um eine Immun-Reaktion auf einen bestimmten Erreger anzustoßen.

Eine Auto-Nosode ist eine individualisierte Nosode, die aus Deinem körpereigenen Zellstoff hergestellt wird, um das Immunsystem auf bestimmte Prozesse aufmerksam zu machen, und eine höhere Abwehr dagegen zu mobilisieren. Sinnvoll ist diese Anwendung vor allem bei chronisch-entzündlichen Prozessen, Autoimmun-Erkrankungen, Hautausschlägen, Flechten, Ekzemen, aber auch anderen Erkrankungen, die eines aktiven Impulses bedürfen, um das Immunsystem anzustoßen; dazu zählen z.B. eine erhöhte Infektanfälligkeit durch generelle

Abwehrschwäche, die den Körper 'müde' gemacht hat.
Ebenso hilfreich können sowohl die Eigenbluttherapie, als auch die entsprechenden Auto-Nosoden bei allen Arten der Allergien sein.
Bei jedem Krankheitsgeschehen empfiehlt sich eine begleitende Entgiftung des Körpers.
Nosoden können in Kombination mit anderen, in diesem Buch beschriebenen, Heilbehandlungen eingesetzt werden. Sie eigenen sich - *nach eingehendem Befassen mit der Materie!* - ebenso, wie alle alternativen Substanzen, zur Selbstmedikation sowohl für Dich, als auch für Dein geliebtes Tier und Deinen geliebten Nächsten.

Weiterführende Informationen und Quellen:
Webseite: phytodoc.de

***

Als Musiker kann ich nicht anders,
als an die Homöopathie zu glauben,
da der Geigenspieler weiß,
wie sein gesamter Ausdruck
von der winzigsten, subtilsten, unendlich kleinen
und feinen Tonveränderung abhängt.

(Yehudi Menuhin)

***

Vitamine vs. Vitamin-Mangel

Ein Beispiel:

Eine meiner Hündinnen befand sich in der Laktations-Phase, d.h. in der Phase, in der sie Milch produzierte, um ihre Welpen zu säugen.

Eines Abends begann sie, schwer zu hecheln, etwas zu zittern und zuckte zunehmend. Ihr Gang wurde ataxisch - sie konnte kaum mehr ihr Gleichgewicht halten, wenn sie stand - und ihre Glieder versteiften sich immer mehr.

In der Klinik angekommen, stellte mir die diensthabende Ärztin nur eine Frage: *Barfen Sie?*

Ja - ich fütterte Frischfleisch, weil ich meinen Hunden *nur das Allerbeste* zukommen lassen wollte. Ein großer Fehler mit verheerenden Folgen.

Meine Hündin hatte einen massiven Calcium-Mangel, der auf eine falsche Ernährung zurückzuführen war. Diesen Calcium-Mangel mussten demnach alle meine Hunde haben, denn ich fütterte sie alle gleich. Bei der laktierenden Hündin nun kam dieser Mangel auf solch dramatische Weise zum Tragen.

Die Ernährung ist ein so weites Feld, dass es innerhalb der Heilpraktik - und auch der Medizin - ganze Studiengänge allein zu diesem Thema gibt. Ein Kapitel dieses Buches kann also unmöglich dieses Thema vollumfänglich abdecken. Empfohlen ist jedoch - ebenso wie beim Menschen - auch beim Tier eine ausgewogene, abwechslungsreiche Kost, die vielfältige Nährstoffe bietet.

Bevor Du jedoch gleich zu drastischen Mitteln wie schulmedizinischen Medikamenten greifst, oder Dich wunderst, warum weder die Phytotherapie, noch die Homöopathie, Bachblüten oder sonstige Heilbehandlungen anschlagen, dann prüfe, ob nicht ein *Vitamin-Mangel* besteht.

Mögliche Folgen eines Vitamin-Mangels können sein:

- depressive Verstimmungen, Lustlosigkeit
- Konzentrations-Schwäche, Vergesslichkeit
- chronische Schmerzen, Hautausschläge
- Muskelschwäche, Zittern
- Sehstörungen, Taubheitsgefühle, Organschwäche
- allgemeine Schwächung des Immunsystems, allgemeiner Leistungsabfall

um hier nur *einige, wenige* zu nennen!

Fast jeder Heilpraktiker und fast jeder Mediziner nehmen Blut ab und lassen auf Wunsch im Labor eine Analyse zu dem Vitamin-Haushalt von Dir und/oder Deinem geliebten Tier erstellen. An diesem kannst Du leicht ersehen, wie es um das Befinden von Dir und Deinem geliebten Tier steht.

Am sogenannten 'großen Blutbild' kannst Du leicht ablesen, was eventuell an der Vitamin-Zufuhr verändert werden muss, um gegebenenfalls Mangelzustände auszugleichen und somit jedem körperlichen Ungleichgewicht, in diesem Sinne, den Boden zu entziehen.

Auch organische, immunologische und hormonelle Schwächen und Überschüsse lassen sich an den Bestandteilen im Blut gut ablesen.

Auf diese Weise kannst Du sowohl die Ernährung, sowie die Vitaminzufuhr bewusst regulieren, als auch die entsprechenden Heilbehandlungen gezielt einsetzen und noch effektiver nutzen.

Nahrungsergänzung

Nahrungsergänzungs-Mittel, ganz gezielt substituierte Vitamine und bewusst eingenommene Substanzen, können in jedem Falle Sinn machen. Ob die Teufelskralle und das Glukosamin bei Gelenkbeschwerden, Biotin für Haut und Haar oder das Selenium Enzym zur Bindung freier Radikale im Körper - das Feld frei verkäuflicher Nahrungsergänzungs-

Präparate ist weit.

Bevor Du also bei Dir oder Deinem geliebten Tier zu drastischen Maßnahmen greifst und zum Beispiel operative Eingriffe vornehmen lässt, überlege, ob es nicht eine Substanz aus der Natur gibt, die unterstützend, helfend und in Deinem speziellen Falle ausgleichend und damit heilend wirken kann.

Im Zeitalter der Informationen sind Dir weitreichende Quellen leicht zugänglich, wie die in diesem Buch schon oft erwähnten Online-Suchmaschinen, die Dir interessante Webseiten aus seriösen Quellen zu unterschiedlichen, medizinischen Themenbereichen vorschlagen. Gerade das Feld der sogenannten Nahrungs-Ergänzung ist umfangreich beschrieben, da sie frei verkäuflich sind und der Verbraucher über den Nutzen dieser Substanzen weitreichend aufgeklärt wird - nicht nur von den Verkäufern, sondern auch auf Internet-Seiten von Medizinern und Heilpraktikern, die diese Substanzen weder selbst anbieten noch an ihrem Verkauf in irgend einer Weise verdienen.

Scheue Dich nicht davor, Dich zu belesen und Dich zum Thema Nahrungsergänzung für Dich und Dein geliebtes Tier zu informieren. Das Internet bietet diesbezüglich viele Möglichkeiten.

Prüfe einfach sehr gründlich die Quelle, aus der eine Information stammt! Und informiere Dich über die entsprechende Dosis einer Substanz zur Nahrungsergänzung.

Wären Nahrungsergänzungsmittel lebensbedrohlich, würden sie nicht frei verkäuflich sein! Also habe keine Sorge, diese Dir zur Verfügung stehenden Möglichkeiten auch zu nutzen.

Mykotherapie - Pilz-Heilkunde

Heilpilze sind ein ähnlich weites Feld wie die Phytotherapie - die Pflanzen-Heilkunde. Da ich selbst wenig mit Myko-Therapie arbeite, kann ich in diesem Feld wenig auf persönliche Erfahrungen zurückgreifen. Doch die Anwendungsgebiete und Wirkungsfelder der Pilz-Heilkunde sind enorm.

Wer einen Überblick gewinnen möchte, dem empfehle ich die Internet-Seite *heilenmitpilzen.de* Doch auch weiterführende Lektüre zu dem Thema lohnt sich sicher für alle, die sich zu dieser Möglichkeit, Heilungsprozesse zu unterstützen, hingezogen fühlen.

Akupunktur

Die Akupunktur ist ebenfalls ein Feld des praktischen Heilens, also der Heil-Praktik. Sie entspringt der traditionellen chinesischen Medizin und nimmt Einfluss auf den Geist, die Seele und den Körper über die Energielinien, die einen jeden Körper durchziehen.

Auf den unterschiedlichen Energie-Linien liegen unterschiedliche Energie-Punkte. Diese kann man in unterschiedlichen Verfahren aktivieren. Zum Beispiel durch

Drücken = Akupressur

Durch Erwärmung = Moxibustion, auch Moxen genannt

Durch Nadeln = Akupunktur

Obwohl das Erlernen des kompletten Systems aller Energielinien und deren -punkte langwierig und aufwändig sein kann, gibt es in diesem Feld doch Möglichkeiten, wie auch der Laie mit den oben genannten Methoden arbeiten kann.

Es gibt die berühmte *'Da-Wo'-Methode*, die sogar ab und zu unter Doktoren in entsprechenden Kliniken angewandt wird; zwar selten ausschließlich, doch manchmal in Kombination mit der gezielten Aktivierung entsprechender Akupunktur-Punkte.

Bei der *'Da-Wo'-Methode* wird *der* Punkt aktiviert, *da, wo* sich Symptome zeigen. Oder auch: *Da, wo* es wehtut. *Da, wo* der Schmerz sitzt. *Da, wo* sich der Spannungszustand zeigt.

Es sollten vom Laien nach Möglichkeit keine Nadeln benutzt werden. Doch können einzelne Akupunktur-Punkte auch durch Drücken und Massieren aktiviert werden.

Außerdem gibt es die Möglichkeit, Stellvertreter zu behandeln: Am Institut für Emotionale Prozessarbeit beschrieb uns die

Kursleiterin und Ärztin, wie sie nach der Konsultation mit Patienten und der Findung der Diagnose, in einem Nebenraum, stellvertretend für den Patienten an einem anatomischen Bild des menschlichen Körpers, Akupunktur anwendete. Sie aktivierte dazu mit Nadeln die entsprechenden Akupunkturpunkte auf der Abbildung.

Ebenso, wie das Arbeiten im morphogenetischen Feld funktioniert, in dem alle Informationen vorliegen, so kann man auch mit dem Akupunktieren von Bildern Veränderung bewirken und einen Heilprozess unterstützen. Ideal hierfür sind anatomische Abbildungen des Körpers von Hund, Katze, Mensch - was immer Du behandeln möchtest - die stellvertretend für Dein geliebtes Tier, Deinen geliebten Nächsten, stehen.

Eine Warnung

Auf der selben Ebene wirkt auch das Durchstechen von Puppen mit Nadeln, die stellvertretend für eine Person stehen, mit dem Ziel, einer Person zu schaden und ihr Leid zuzufügen - eine Praxis, die in einigen Kulturen zum Zwecke von Flüchen und Verwünschungen seit vielen Jahrtausenden praktiziert wird; auch Vodoo genannt. Hier gilt selbstverständlich dasselbe, was schon in den Kapiteln s*chwarzmagische Rituale, die zerstörerisch wirken - eine Warnung* und *Flüche* beschrieben wurde:

Ja, das Nutzen von Nadeln, um stellvertretend für den Körper eines anderen auf Bildern oder Puppen Wirkungen herbeizuführen, mit der Absicht zu heilen, ist ebenso einfach, wie das Anwenden von Nadeln auf stellvertretenden Bildern oder Puppen mit der Absicht, zu schaden.

Es ist wichtig, dies immer wieder in aller Ausführlichkeit zu betonen. Heilen kann jeder - Schaden kann auch jeder. Das ist einfach eine Tatsache. Beides basiert oftmals auf denselben Techniken, einmal mit der Absicht, Heilung und Nutzen zu erwirken, das andere Mal mit der Absicht, Zerstörung und Schaden zu erwirken.

Mein dringender Appell an Dich:

Hüte Dich davor - um Deiner selbst willen - Dich zu sogenannten schwarzmagischen, zerstörerischen Ritualen hinreißen zu lassen!

Alle in diesem Buch beschriebenen Rituale und Anwendungen - werden sie mit zerstörerischer und böser Absicht angewandt - fallen unter den landläufigen Begriff des *schwarz-magischen*. Jede Heilanwendung, egal in welchem Buch beschrieben, kann immer auch für ihr Gegenteil, die Zerstörung, eingesetzt werden. Ja, das einfache Gespräch, die Worte, die Du sagst, können zerstörerische Wirkung haben - *wenn Du Dich dazu entscheidest*.

Überlege Dir bitte gut und sorgfältig, ob irgendeine Person oder irgendein Ereignis es wert sind, dass Du vor allem *Dir selbst schadest* und durch die Anwendung unterschiedlicher Methoden mit böser Absicht eine Dunkelheit in Dein Leben ziehst, der selten jemand jemals wieder Herr geworden ist, der sie einmal in sein Leben eingelassen hat und der sich einmal für sie entschied.

***

Gleichwie Feuer nicht Feuer löscht
so kann Böses nicht Böses ersticken.
Nur das Gute,
wenn es auf das Böse stößt
- und von diesem nicht angesteckt wird -
besiegt das Böse.

Leo Tolstoi

***

Moxibustion

Moxibustion bezeichnet eine Anwendung, bei der man einzelne Akupunktur-Punkte mit Rauch und Wärme, gegebenenfalls entsprechenden Heilkräutern aktiviert.

Für das Ausführen einer Moxa-Behandlung gibt es Stäbe, die ähnlich aussehen wie große Zigarren. Sie bestehen aus Heilkräutern. Man entzündet sie an einem Ende, welches man so zum Glühen bringt. Dann führt man ganz langsam das glühende Ende in das Energiefeld desjenigen, der Heilung bedarf und testet ganz vorsichtig, wie weit man sich dem Körper mit der Glut nähern kann, bevor es dem zu Behandelnden unangenehm wird.

In der Devi Clinic in Colombo, Sri Lanka, in der ich sowohl Akupunktur als auch Homöopathie studierte, liebten die Kinder einiger Patienten die Moxa-Behandlungen dermaßen, dass sie uns Studenten jedes Mal darum baten. Sie wurden während der Behandlung auf den Behandlungs-Liegen dann ganz ruhig. Der Raum füllte sich zunehmend mit Räucherwerk und angenehmem Duft und die Kinder erlebten einen so ausgeglichenen und wohligen Zustand, dass sie regelmäßig einschliefen.

Doch auch bei Krankheitsbildern ist die Moxibustion eine wundervolle Methode, um das Wohlbefinden zu steigern und Symptome zu lindern. Und zwar sowohl für Krankheitsgeschehen, die Symptome im Körper, als auch solchen, die Symptome im Geist und der Seele zeigen.

In diesem Fall kann sehr gut und einfach die 'Da-Wo'-Methode angewandt werden. Empfehlenswert ist es hierbei, vorher um höhere Unterstützung zu bitten. Dann folge einfach Deiner Intuition. Es wird Dir gezeigt werden, welche Energiepunkte diese Form der Stimulation brauchen. Auch Akupressur kann intuitiv angewandt werden. Folge auch hier Deiner inneren Eingebung.

Weiterführende Lektüre und Lehrbuch aus der Devi Clinic:
Acupuncture, The Fourteen Channels von Anton Jayasurya

Heil- und Wohlfühl-Massagen

Nicht nur Kräuterheilkunde, Bachblüten-Therapie oder das Arbeiten mit ätherischen Ölen gehören zur Heilpraktik, sondern auch das praktische Heilen mit Händen im Sinne von klinischen Massagen, die immer auch Heil- und Wohlfühlmassagen sind.

Hund vs. Mensch

Die Anatomie des Hundes, der Katze, des Pferdes, von Meerschweinchen und Hasen, Alpakas und Schafen, die Anordnung und der Aufbau ihrer Muskeln, Sehnen und Bändern, unterscheiden sich zwar von dem des Menschen, jedoch nicht so gravierend, dass die gängigen Massagetechniken - zum Beispiel die einer Rückenmassage - nicht auch auf unsere Tiere anwendbar wäre.

Auch bei Deinen Tieren macht es durchaus Sinn, Verspannungen manuell durch Massagen zu lösen, Verklebungen im Muskel, sogenannte Myogelosen, aufzuspüren und Verhärtungen zu bearbeiten.

Ein Fallbeispiel: Jurek - vom verkrampften Welpen zum entspannten Junghund

Ein gutes Beispiel aus meinem Zuchtbestand ist Jurek. Der kleine Bolonka Zwetna Rüde zog mit 8 Wochen ins Alte Jagdhaus ein. Zur Verwunderung seiner Züchterin hatte ich mich nicht für den großen, roten 'Hingucker', Jureks Bruder, entschieden, wegen dem ich extra die weite Strecke auf mich nahm; sondern ich entschied mich für den kleinen, buckeligen, verkrampften Jurek, der mit seinen jungen 2 Monaten nicht wie ein besonders vielversprechender Zuchtrüde aussah - jedenfalls nicht auf den ersten Blick. Doch der 'Hingucker' verstand sich überhaupt nicht mit meinen 3 Mädels, die ich mitgebracht hatte und es gab in dem kleinen Rudel sofort Stress, als die

Züchterin ihn zu meinen Mädels ins bereitstehende Gehege setzte. Mit Jurek aber waren meine Mädels vom ersten Augenblick an 'ein Herz und eine Seele'. Die Entscheidung fiel mir daher nicht schwer.

Sein lieber, zurückhaltender, friedfertiger Charakter - auch wenn Jurek etwas nervös und verkrampft war, und das nicht nur körperlich - überzeugten mich vom ersten Augenblick an. Der Rest würde sich durch stetige Massagen entspannen und lösen lassen. Dachte ich.

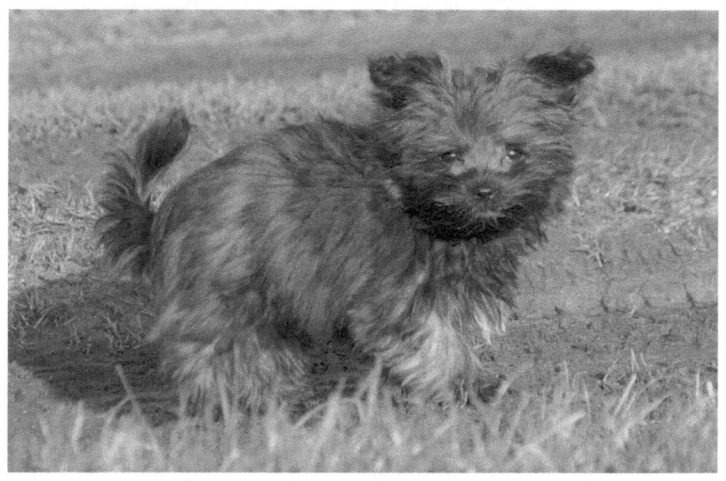

Jurek mit 8 Wochen, gerade im Alten Jagdhaus eingezogen

Die regelmäßigen Massagen und das konstante Lösen seiner muskulären Verspannungen verfehlten ihre Wirkung nicht.

Heute ist von Jureks buckliger Haltung nichts mehr übrig. Durch einfache, gezielte Handgriffe wurde aus dem kleinen Welpen mit verhärteten Muskeln und verkrampfter Haltung ein entspannter Rüde, der mittlerweile sehr wohl ein kleiner Hingucker ist, was er genau weiß und noch mehr genießt!

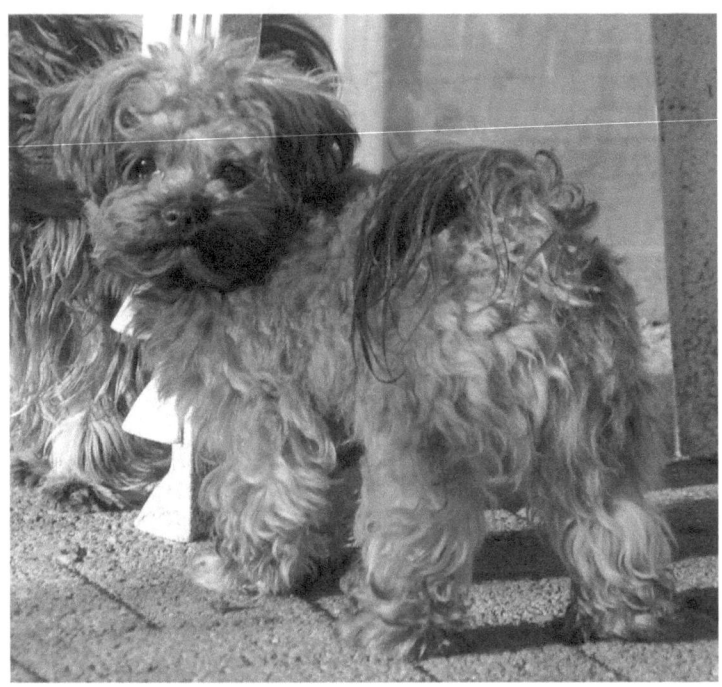

Trau Dich, Massagen ebenso bei Deinem geliebten Tier anzuwenden, so wie Du sie auch bei Deinem geliebten Nächsten anwenden würdest. Mit Liebe, Fürsorge und der Absicht, heilend zu wirken, werden Deine massierenden Hände möglicherweise wahre Wunder wirken.

Intuitiv Handeln

Jede Situation ist anders. Jeder Moment fühlt sich anders an. Jedes Krankheitsgeschehen verläuft anders und wir empfinden jedes Ungleichgewicht im Gesundheitszustand von uns oder unserem geliebten Tier jedes Mal neu. Äußere Einflüsse wie Gewohnheiten, Stimmungen im Lebensumfeld und das Befinden der Bezugsperson, können sich direkt auf Dein Tier auswirken und sich zeigen - zum Beispiel in der Art und Weise, wie gefühlt wird, in konkreten Befindlichkeiten, in Gewohnheiten. Kurz: Äußere Einflüsse können sich emotional auswirken.

Ob die Atmosphäre in einem Rudel von Artgenossen oder zwischen anwesenden Menschen - Tiere haben oft ein feines Gespür für die Schwingungen, die im Raum stehen und reagieren darauf unmittelbar. Selbst dann, wenn die unterschwelligen Stimmungen so fein, so subtil sind, dass sie für uns Menschen kaum wahrnehmbar sind; das gilt besonders für Gefühle und Empfindungen, die wir Menschen unterdrücken.

Verurteile jedoch keines Menschen Gefühl, auch wenn dieser nicht im Stande sein mag, es sich bewusst zu machen oder sich seinen Gefühlen zu stellen. Jeder Zustand hat seine Daseinsberechtigung und hat eine Botschaft für uns. Wir können nicht die anderen ändern; wir können immer nur für uns selbst entscheiden und darum bitten, heilend wirken und unterstützen zu dürfen.

Nicht nur auf Menschen, sondern auch auf Artgenossen und deren Stimmungen reagieren Tiere unmittelbar, obwohl die Bezugsperson immer besonders erspürt wird. Auf diese Weise offenbart Dein Tier Dir immer auch ein Stück von Dir selbst, von Deinem Leben und von den dem Leben zugrundeliegenden Schwingungen.

Wenn Du bereit bist, Deinem Tier zuzuhören und wahrzunehmen, was es durch sein Verhalten und seine Reaktionen ausdrücken und Dir mitteilen möchte, kannst Du viel über sie lernen und viel über Dich selbst erfahren. Denn die Art und Weise ihrer Reaktion verdeutlicht Dir in vielen Fällen, mit welch einer Schwingung, Stimmung - mit welch einem Thema - Du es zu tun hast und was mit Dir selbst los ist.

Eine Heilbehandlung und dessen Anwendung kann daher immer nur intuitiv sein; aus dem Moment heraus. Versuche, Dich in die augenblickliche Situation einzufühlen und wende genau *das* an, was Dir als Impuls eingegeben wird.

Ist es eine Heilmassage? Kombiniert mit der Visualisation und der heilenden Wirkung Deiner Hände? Braucht Dein geliebtes Tier vermehrtes Sonnenlicht? Ist eine bestimmte Körperregion besonders verspannt und braucht gesonderte Aufmerksamkeit? Liegt hinter dem gesundheitlichen Ungleichgewicht gar ein Thema, in welches sich hineinzuschauen lohnt? Oder streichst Du 'einfach nur' die Aura aus und versorgst Dein geliebtes Tier oder Deinen geliebten Nächsten mit Licht und Heil-Energie?

Der Moment entscheidet, auf welche Art und Weise Du Einfluss auf Dein geliebtes Gegenüber und damit die Gesamtsituation nehmen kannst.

Lasse Dich leiten und vertraue Deiner inneren Eingebung. Das universelle Wissen, welches in Dir lebt, welches durch Dich hindurch strömt, weiß. Das universelle Wissen weiß genau, was zu tun ist. Das kosmische Bewusstsein, von dem Du ein Teil bist, weiß um die Heilung, die benötigt wird und weiß, wie diese Heilung vonstatten geht.

Vertraue.

Und lasse die ersehnte Heilung geschehen.

'Stimmt' die Ernährung

Die Diskussionen über Ernährung, die Möglichkeiten, die wir haben sowie die vielfältigen Varianten, sind heutzutage kaum mehr zu überblicken. Informationsquellen sprudeln sinnbildlich an jeder Ecke und es ist ein Leichtes, sich seine eigene Meinung über gesunde Ernährung zu bilden. Dass denaturierte, konservierte und synthetisch hergestellte Nahrungsmittel *nicht* unbedingt den naturbelassenen, reinen Lebensmitteln vorzuziehen sind, ist heute sicher bei jedem angekommen. Für welche Ernährungsweise Du Dich für Dich, Dein geliebtes Tier und Deinen geliebten Nächsten entscheidest, sei ganz Dir überlassen. Folge dabei ganz Deinem Gefühl und Deinem Gewissen.

Was heutzutage jedoch kaum diskutiert wird, ist die Wichtigkeit der Tatsache, in welcher geistigen, seelischen und emotionalen Verfassung wir die Nahrungsmittel zu uns nehmen, für die wir uns entschieden haben. Denn die Stimmung, in der Du Dich befindest und in der sich Deine unmittelbare Umgebung befindet, ist maßgeblich an dem Nährwert und Nutzen, den ein Nahrungsmittel für Dich und Deinen Nächsten hat, beteiligt. Und dabei ist es egal, ob das Lebensmittel *per se* gesund oder ungesund ist. Auch der Bio-Apfel kann schwer im Magen liegen und das Gesamtbefinden aus dem Gleichgewicht bringen, hat man ihn in einer schweren, depressiven Stimmung zu sich genommen; oder war die Dich umgebende Stimmung gar feindselig?

Hast Du während eines Streites gegessen?

Hast Du während des Essens einen gewalttätigen Film geschaut - oder sogar Nachrichten, was im Grunde genommen dasselbe ist.

Hattest Du vorher Streit mit einer Dir nahestehenden Person?

Ist Dir schon vor dem Essen etwas *'auf den Magen geschlagen'*?

Dann überlege Dir, ob der emotionale Zustand, in dem Du Dich befindest, der richtige Augenblick ist, um Nahrung aufzunehmen.

Grundsätzlich solltest Du Dich vor der Nahrungsaufnahme fragen: Wie geht es mir? Wie fühle ich mich? Wer wird beim Essen anwesend sein und welche Gefühle löst die Anwesenheit dieser Person oder dieses Tieres in mir aus?

Streitgespräche während des Essens sollten grundsätzlich vermieden werden. Allerdings ist es auch keine Option, Ärger und Wut vor dem Essen 'herunterzuschlucken' und auf diese

Weise zu versuchen, eine friedliche Stimmung zu erzwingen. Schon der Sprachgebrauch *'Gefühle herunterschlucken'* zeigt hier, wie unangemessen es ist, in solch einer Situation Nahrungsmittel zu Dir zu nehmen, die augenblicklich zu Gift werden, wenn sie mit solch einer Stimmung und solchen Gefühlen quasi 'verseucht' sind.

***

Die ayurvedische Medizin sagt, dass jedes Lebensmittel tatsächlich zu einem *Lebens-Mittel* wird, wenn es in einer Stimmung des Wohlbefindens zu sich genommen wird. Das gilt zwar weniger für Kartoffelchips und Dosenfutter, doch es gilt für naturbelassene, reine Nahrungsmittel - und zwar egal welcher Art.

***

Ob Du die indische, türkische, asiatische oder deutsche Küche bevorzugst, ob gekocht oder roh, gebraten oder gedünstet - alles kann gesund oder krankmachend wirken, je nachdem, in welchem Zustand *Du* bist.

Je nachdem, in welcher Stimmung *Du* Dich befindest.

Je nachdem, in welcher Stimmung sich Deine Umgebung befindet.

Und je nachdem, in wie weit Dich Deine Umgebung beeinflusst und Du ihre Stimmungen aufnimmst.

Essen in schlechter Stimmung - eine Alternative

Die Alternative zum Essen ist das Fasten. Bekomme jetzt keinen Schreck! - Fasten musst Du *nicht* gleich tage- oder wochenlang; Du musst dazu nicht in ein Resort oder eine Kurklinik fahren oder gleich Dein ganzes Leben umstellen. Fasten kann man auch stundenweise - ja, schon das Verschieben einer Mahlzeit fällt unter - kurzzeitiges - Fasten.

In der Natur gibt es keine festen Essenszeiten. Feste

Essenszeiten sind etwas Menschen-Gemachtes und im Grunde sehr unnatürlich. Essen gab es ursprünglich immer dann, wenn etwas zu Essen verfügbar war. Das gilt für Tiere, ebenso wie für Menschen.

Sollte die Stimmung schlecht sein, oder es Dir nicht gut gehen, dann überlege Dir, später Nahrung aufzunehmen, wenn es die emotionale Situation wieder erlaubt - und *zwinge Dich nicht zum Essen.* Du manifestierst die unguten Gefühle, indem Du sie in Form von Essen in Dich aufnimmst.

Du hast an Hand der Bilder gesehen, wie schnell und unverkennbar Wasser die Struktur unserer Gedanken aufnimmt und sich entsprechend der gedanklichen und emotionalen Frequenz formatiert. Du hast gelesen, wie Pflanzen allein auf unsere Absichten reagieren. Nahrungsmittel - die genau wie Du zu 99,99999999 % aus 'luftleerem' Raum bzw. aus 'Information und Energie' bestehen - werden ebenso von dem, was Du ausstrahlst, durchflutet wie Du selbst. Plagt Dich also Wut, Angst oder Trauer, dann ziehe die Möglichkeit des Fastens in Betracht.

Fasten - auch wenn es nur stündlich und situationsbedingt praktiziert wird - klärt und reinigt nicht nur den Körper, sondern auch den Geist und Deine Gefühle. In einer schweren Situation ist es daher immer ratsam, das Fasten in Erwägung zu ziehen, bis es die Situation und die eigenen Emotionen wieder zulassen, im Frieden zu sein und sich tatsächlich gesund zu ernähren.

Dankbarkeit

Wir stehen vor vollen Regalen in Supermärkten, haben eine schier unendliche Auswahl an Lebensmitteln und können täglich *'essen, was wir wollen'.* Und das auf einer Welt, auf der Millionen von Wesen an Hunger leiden.

Es klingt wie die alte Leier, die hierzulande schon niemand mehr hören kann. Darum an dieser Stelle ein kleiner Erfahrungsbericht aus meinem persönlichen Leben.

Bombay, India 2005:

'Seit 3 Jahren lebe ich nun schon hier. An die immer schwüle Atmosphäre, die an ein überheiztes Wohnzimmer erinnert, und die hohe Luftfeuchtigkeit, die ich bisher nur aus Schwimmbädern und Saunen kannte, habe ich mich lange gewöhnt. Auch an den Lärm der Straßen und den schier unerträglichen Smog, den all die Zweitakter und Katalysator-losen alten Autos in die Atmosphäre blasen, und der einem an großen Straßen fast die Luft zum Atmen nimmt. Auch an die unzähligen Menschen, die in all dem Lärm und gefühlten Chaos am Rande der Gehsteige liegen und dort schlafen - abgemagert bis auf die Knochen.

Doch woran ich mich wohl niemals gewöhnen werde, sind die großen Lastwagen, die nachts durch die Straßen fahren. Sie sehen aus wie alte, aussortierte russische Transporter, nur in bunt, bemalt mit Blumenmustern und Ornamenten aller Art. Auch nicht an die Männer, die mit langen Stöcken die mageren Schlafenden anstoßen, um sich zu versichern, dass sie noch leben. Und schon gar nicht daran, dass all die leblosen Körper derjenigen, welche die letzten Stunden nicht mehr überlebt haben, aufgesammelt und auf diese Transporter gehievt werden - so, wie in Deutschland Müll von der Straße gesammelt wird. Jedes Mal verlassen diese Transporter voll beladen die Stadt. Obwohl sie täglich unterwegs sind, oder besser gesagt - nächtlich - lässt mich ihr Anblick noch immer innerlich erschauern.

'Living in a third world country is not a walk in the park' (in einem Dritte-Welt-Land zu leben ist kein Spaziergang im Park) sagte mir ein gebürtiger Inder, der in Madras aufwuchs und seit über 20 Jahren in Amerika lebte und arbeitete.

Sehr schnell habe ich verstanden, was das bedeutet: Elend, Hunger und Tod um einen herum muss man aushalten können, ohne selbst wahnsinnig zu werden. Die wohl größte Herausforderung, die Bombay - der zweitgrößte Slum der Welt, gleich hinter Rio de Janeiro - an das menschliche Fassungsvermögen stellt.'

Seit ich aus Indien zurück bin ist mein Leben nicht mehr, wie es einmal war. Und das spiegelt sich vor allem in meinem Umgang mit Nahrungsmitteln, der sich grundlegend verändert hat.

Jeder von uns - jeder einzelne - egal ob nach hiesigen Verhältnissen gut bezahlt oder nicht, kann jeden Tag essen was er will. Jeden Tag. Jeden Tag kannst Du neu entscheiden, ob es lieber der Bio-Markt, das Feinkostgeschäft, der Wochenmarkt oder der Supermarkt sein soll, aus dem Du Dir kaufst, wonach Dir ist.

Jeden einzelnen Tag.

***

Eines der besten Rezepte für eine gesunde Ernährung ist das Essen, das begleitet wird von echter, tief empfundener Dankbarkeit. Das Ritual des Betens vor dem Essen ist weltweit verbreitet. Doch viel wichtiger ist das Danken für das Essen, welches wir zu uns nehmen. Echter, aufrichtiger Dank und das Bewusstsein, reich beschenkt zu sein, hat allein eine grundlegend heilende Wirkung auf alles, was Du zu Dir nimmst.

Die Annahme des großen Glücks, dass Dir zuteil ist, in einem der reichsten Länder der Erde zu leben und jeden Tag die Wahl zu haben, sollte das Gefühl der Dankbarkeit und Freude beim Essen noch stärken. Es hätte auch anders sein können. Und während wir uns täglich zwischen unterschiedlichen Ernährungsweisen und Lebensmitteln entscheiden dürfen, werden von den Straßen Bombays noch immer die Toten aufgelesen.

Der Begriff *Dankbarkeit* für ein Leben, wie wir alle es hier in der westlichen Welt führen dürfen, erfasst im Grunde schon gar nicht mehr dieses unsagbare Glück, ein solches Leben in solch einer Fülle mit so vielen Wahlmöglichkeiten geschenkt bekommen zu haben. Vielleicht ist es schon im nächsten Leben auch für Dich anders.

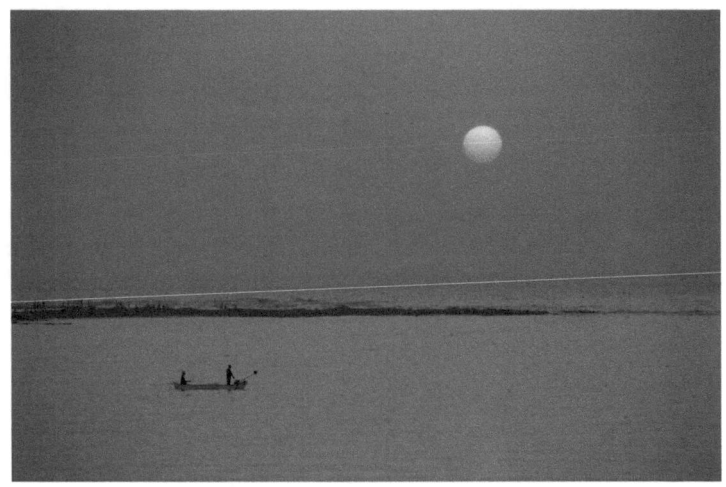

Bombay 2005

Wähle alles, was Du zu Dir nimmst, weise. Lasse nur in Deinen Körper ein, was sich stimmig, was sich 'gut' anfühlt. Und öffne die Türen zu Deinem Innern nur dann, wenn der Frieden und die Liebe in Deinem Herzen mit Dir sind. Dann steht der Gesundheit nichts mehr im Wege.

Es geht nicht darum,
wie viel wir tun,
sondern darum,
dass wir es mit Liebe tun.

Mutter Theresa
Ordensschwester aus Kalkutta

Weiterführende Tipps:

Buch: Madras - Zauber der Palmblätter, ein autobiografischer Roman über die indischen Palmblatt-Bibliotheken

Ernährung und Trauer

Ein speziellerer Zustand, der sich von Wut, Ärger und allgemeiner schlechter Stimmung unterscheidet, ist echte, tiefgreifend erlebte Trauer - ein Zustand, den man nicht nur kurzzeitig als Stimmung erlebt, sondern ein Zustand, in dem man sich längerfristig befindet; zum Beispiel nach dem Tod eines geliebten Tieres oder eines geliebten Nächsten; oder dem Verlust einer Liebe, dem chronisch nagenden Gefühl, ungeliebt zu sein oder permanent erlebter Demütigung, z.B. Mobbing. Gründe für Trauer gibt es einige, die Du für Dich am besten kennst, solltest Du Dich in einem solchen Zustand befinden.

Neben der heilenergetischen Trauerarbeit, die in diesem Fall immer hilfreich ist, kann es in solchen Phasen von großer Bedeutung sein, sich mit dem tieferen Sinn des Lebens zu befassen; mit der allgemeinen Bedeutung des Todes sowie der Vorstellung, die ganz speziell *Du* vom Tod hast.

Es gibt viele Berichte von Personen, die auf der anderen Seite waren, Nah-Tod-Erlebnisse hatten, und wieder zurückgekommen sind. Ihre Erlebnisse sprechen so ziemlich alle dieselbe Sprache. Die Botschaften, die diese Menschen für uns haben, sind durchaus erhellend und belebend - selbst für all diejenigen, die sich nicht akut in einem Zustand der Trauer befinden.

Weiterführende Lektüre:

Bücher von Elisabeth Kübler-Ross: *Über den Tod und das Leben danach; Lebe jetzt und über den Tod hinaus*

Buch: *Warum wir hier sind, Reinkarnations-Therapeut Trutz Hardo im Interview mit Elisabeth Kübler-Ross*

Phasen der Trauer und der Traurigkeit sind gute Zeiten, in denen man Entgiftungs- und Entschlackungs-Kuren machen kann, um gleichzeitig emotional und gefühlsmäßig den ganzen

'Dreck' - die Trauer, den Schmerz, alles Bedrückende - auszuspülen. Du wirst sehen, dass Du mit zunehmendem Fasten klarer im Kopf wirst und eine immer bessere Verbindung zum höheren Selbst aufnehmen kannst, zu höheren Welten und zu einem höheren Bewusstsein.

In Zeiten des Fastens hatte ich persönlich meine wunderbarsten, spirituellsten Eingebungen und fühlte mich dem Großen Ganzen sehr nah. Ich spürte meine Verbindung zum Zeitlosen, universellen Innersten aller Schöpfung am intensivsten. In sehr schweren Phasen hat mir das Fasten geholfen, wirklich bei mir zu bleiben, mich selbst nicht zu verlieren, den Fokus zu halten und meine Gesundheit zu erhalten.

Während des Schreibens dieses Buches kämpfe ich schwer um das Überleben von viel zu klein gebliebenen Welpen einer Mutterhündin, die obendrein auch noch zu wenig Milch hat. Die Tierärzte gehen im Alten Jagdhaus ein und aus, ich füttere die Babys zu und wende alle erdenklichen Heilbehandlungen an. Um das durchzustehen - körperlich und emotional - faste ich tagsüber, was mir sehr hilft, einen klaren Kopf zu behalten.

Ein Tipp zur Entgiftung und Unterstützung schwerer Phasen:

Besorge Dir einen Mixer. In einem einfachen Mixer kannst Du wunderbare Säfte machen, die Deinem Körper und Deiner Seele gut tun und die beides von alten Schlacken befreien.

Schneide einen Apfel in Stücke, gebe Zitrone dazu, fülle den Mixer mit Wasser auf und mixe alles eine Minute lang durch. Der Saft, der so entsteht, wird Deinem Körper einerseits Nährstoffe zuführen, ihn andererseits entgiften und Schlackenstoffe ausspülen. Gern kannst Du ein paar Körner gutes Salz dazugeben, welches ebenfalls essentiell für Deinen Körper ist.

Gebe vorher heilende Energie in das Getränk und reichere es mit Dank an, bevor Du es zu Dir nimmst. Es wird Dir auch über einen längeren Zeitraum gut tun und Deine Fastenzeit hilfreich unterstützen.

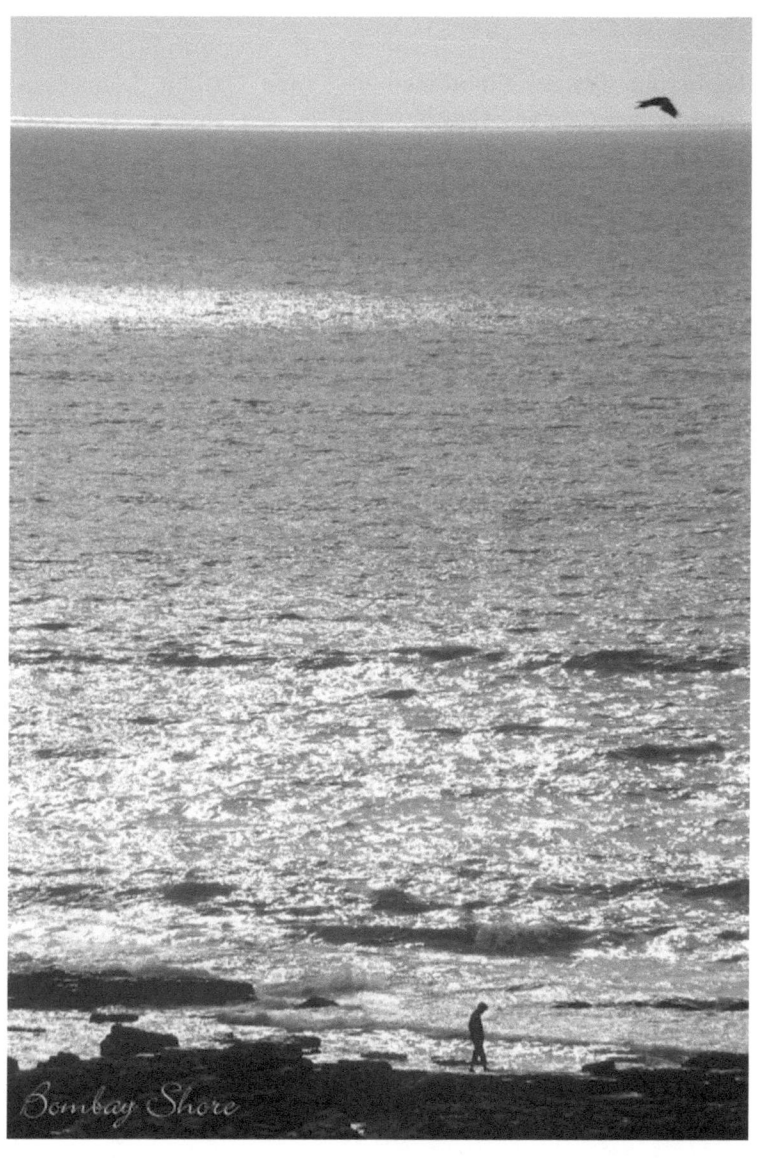

Bombay 2007

Entgiftung, Entschlackung und Ausleitung

Nicht nur Trauer, Emotionen und tiefe Gefühle können ein Anstoß sein, eine Entgiftungs-Kur einzuleiten. In vielen Kulturen ist eine festgelegte Fastenzeit im Jahr seit vielen Generationen Brauch. Einmal im Jahr sich selbst und sein geliebtes Tier zu Entgiften kann nicht nur Deine, sondern auch die Gesundheit Deines geliebten Tieres positiv unterstützen. Dazumal Impfungen, Wurmkuren, Spot-Ons, Anti-Parasiten-Mittel, industriell gefertigtes Futter und Umweltgifte - um hier nur einige Quellen zu nennen - das Immunsystem und die Entgiftungsorgane zunehmend vor Herausforderungen stellen.

Jedes zugeführte 'Gift', jede Chemikalie, jedes Medikament, jeder Konservierungsstoff, müssen vom Körper verstoffwechselt werden. Vor diesem Hintergrund wird schnell deutlich, wie sinnvoll eine naturnahe Ernährung und regelmäßiges Entgiften für Dich und Dein geliebtes Tier sind.

Es gibt einige Kräuter, die generell entgiftende und entschlackende Eigenschaften haben und gern für Kuren genutzt werden.

Dazu gehören vor allem:

Brennessel - durch Anregen der Nierenfunktion hat sie harntreibende Wirkung, wodurch vermehrt Wasser und Schadstoffe ausgespült werden. Dies wirkt sich wiederum reinigend auf das Blut und regenerierend auf den Verdauungstrakt aus.

Mariendistel - verhindert das Eindringen giftiger Substanzen in die Leber, fördert die Regeneration und Neubildung von Leberzellen und wirkt beruhigend auf das Nervensystem. Da die Leber das wichtigste Entgiftungsorgan des Körpers ist, sollte der Regeneration und Reinigung dieses Organs bei jeder Entgiftungs- und Entschlackungskur große Aufmerksamkeit geschenkt werden.

Löwenzahn - reinigt das Blut und die Nieren. Die Blätter der Pflanze verbessern Gallen- und Leberfunktion, wirken antibakteriell, verdauungsfördernd und blutzucker-regulierend. Nierensteine können aufgelöst werden.

Koriander - reinigt den Körper von Quecksilber und Schwermetallen. Überwindet die Blut-Hirn-Schranke und wirkt so auch auf das Gehirn reinigend.

Große Klette - auch 'wilde Artischocke' genannt, wirkt blutreinigend, antibiotisch, entgiftend und blutzucker-regulierend. Sie wird eingesetzt, um angesammelte Schwermetalle aus dem Körper auszuleiten.

Chlorella Alge - stärkt das Immunsystem und löst Giftstoffe - besonders Schwermetalle - aus Nerven und anderen Körpergeweben.

Heilerde - spült Keime aus und wird gern bei der Darmsanierung eingesetzt. *Siehe Kapitel - Erde.*

Selen - wird gern bei der sogenannten 'Seelischen Entgiftung', aber auch zur Ausleitung nach Zahnbehandlungen eingesetzt.

Die etwaigen Substanzen können entweder direkt als Kräuter kleingeschnitten, gemahlen als Pulver oder abgekocht als Sud zusammen mit dem Futter gegeben werden. Solltest Du die Kräuter abkochen wollen, dann gehe dabei so vor, wie im Kapitel *Herstellung von Pulvern, Extrakten, Tinkturen, Ölen und Salben* unter *Auskochen* beschrieben.

Achte bei jeder Entgiftungskur auf ausreichende Flüssigkeitszufuhr! Sowohl bei Dir, als auch bei Deinem geliebten Tier.

Zudem gibt es heute sowohl für den Menschen, als auch für jede Tierart, spezielle Kräuter-Mischungen, welche die Entgiftung und Entschlackung unterstützen und die leicht über die Online-Suchmaschinen gefunden werden können.

***

Gegen das,
was man im Überfluss hat,
wird man gleichgültig;
daher kommt es,
dass viele hundert Pflanzen und Kräuter
für wertlose Unkräuter gehalten werden,
anstatt dass man sie beachtet,
bewundert und gebraucht.

Sebastian Kneipp

***

Similia Similibus Corentur

- Ähnliches soll durch Ähnliches geheilt werden -
ist das bekannte Heilprinzip der Homöopathie, die Samuel Hanemann begründet hat und von der in diesem Buch schon eingehend die Rede war.

Doch nicht nur die Homöopathie basiert auf dem Prinzip der *Entsprechungen*, sondern das Leben im Ganzen. Ja, dieses Prinzip ist ein natur-gegebenes, universelles Prinzip, welches überall auf der Welt abzulesen ist. Vor allem an dem, was geschieht, wenn eine Situation, eine Schwingung, eine Frequenz - ja ein Lebenskonstrukt - einem Menschen oder einem Tier *nicht entspricht*.

Die Arzt-Praxen, Heilpraktiker-Praxen, Psychotherapie-Praxen und die Psychiatrie sind voll mit Menschen, die ein Leben führen, das ihnen *nicht entspricht*. Sie kranken an der fehlenden Entsprechung - umgangssprachlich würde man sagen: Sie kranken an Dingen, Menschen, Beziehungen, Lebensstilen, Umständen, die nicht zu ihnen passen. Eine Beziehung zu führen - ob zu einem Menschen oder zu einem Tier - die nicht zu Dir passt, die Dir nicht entspricht, kann krank machen. Ein Leben zu führen, welches Dir nicht entspricht, wird Auswirkungen auf Dein fein-aufeinander abgestimmtes, inneres Gleichgewicht haben.

Krankheit ist in der Heil-Praktik definiert als *ein Ungleichgewicht physiologischer Abläufe im Körper*. Meist beginnt ein Ungleichgewicht im Innern, mit einem Ungleichgewicht im Außen - was oft darauf basiert, dass Deine erschaffene und gelebte Realität nicht mit Deinen inneren Bedürfnissen im Einklang steht. Noch dramatischer ist es, in ein Leben gezwungen zu sein - ob von äußeren Umständen oder von innerem Druck und persönlichen Wertvorstellungen. Denn das Führen eines Lebens, welches einem Menschen *nicht entspricht* ist die wahre Krankheitsursache Nummer 1 weltweit.

Natürlich gibt es in jedem Leben Dinge, in die ein Mensch 'gezwungen' ist. Die zentrale Aufgabe, vor die jeder einzelne von uns gestellt ist, lautet: *Überleben.* Um diesem inneren Trieb gerecht zu werden und diese Aufgabe zu erfüllen, sind wir alle gefragt, einerseits unser Leben zu bestreiten und andererseits uns selbst mit unseren ureigenen, individuellen Bedürfnissen gerecht zu werden.

Natürlich gibt es den psychologisch etablierten Begriff der Frustrations-Toleranz, welche grundlegend darüber entscheidet, ob ein Mensch schon an den grundlegenden Notwendigkeiten des Lebens scheitert, oder diese zu bewältigen vermag. Doch wie weit willst Du auf dem Weg der Selbst-Entfremdung gehen? Und ab welchem Punkt willst Du Dir selbst und Deinem inneren Sehnen gerecht werden?

Wo ist in Deinem persönlichen Leben der Moment, an dem sich die Waagschalen ausgleichen und die Waage hält? An welchem Punkt ist das fein-aufeinander abgestimmte Gleichgewicht zwischen Deinem von außen auferlegten Schicksal und Deinem von innen drängenden Sehnen so aufeinander abgestimmt, dass sich diese beiden Lebens-Komponenten die Waage halten?

Führst Du ein Leben, das Dir entspricht?

Wirst Du Deinem inneren Sehen gerecht?

Empfindest Du Deine Bedürfnisse und deren Erfüllung im Einklang?

Wo besteht gegebenenfalls Handlungsbedarf?

Gehe in Dich und versuche, bei der Findung der Antworten so wahrhaftig wie nur irgend möglich zu sein. Stelle diese Fragen Dir selbst; stelle sie im Namen Deines geliebten Tieres oder helfe Deinem geliebten Nächsten, die Antworten auf diese Fragen zu finden.

Sollte sich Dein geliebtes Tier im Ungleichgewicht befinden und 'kränkeln', dann nimm Dir diese Fragen zur Hilfe. Überlege, ob das Wesen und die Bedürfnisse, die von Deinem Tier ausgehen und die Du wahrnehmen kannst, im Einklang mit dem Leben stehen, welches Du - welches Ihr - führt. Erspüre die Frequenz, auf der Dein geliebtes Tier schwingt und schaue, ob sie im Einklang mit dem Lebens-Stil und den -Anforderungen steht, auf die Dein Tier im Außen trifft. Ist diese Diskrepanz vielleicht zu groß? Kannst Du etwas ändern, wenn dies notwendig erscheint?

Jeder von uns bringt nicht nur bestimmte Gaben mit auf diese Welt, sondern auch eine gewisse Grund-Stimmung. Manch einer ist sehr fein gestimmt und tritt mit dem Leisen in Resonanz. Manch einer tritt mit zarten Farben und viel Stille in Resonanz. Andere wieder mit leuchtenden Farben und lebhafter Musik, mit viel Aktion und wenig Muße. Und all das *darf so sein*.

Wir sind alle unterschiedlich. Niemand ist genau wie ein anderer. Jeder von uns, jede Pflanze und jedes Tier, bringt ganz individuelle Gaben, Bedürfnisse und Schwingungen in diese Welt ein. Darum haben wir auch nicht alle denselben Beruf, führen nicht alle denselben Lebens-Stil, haben nicht alle dieselben Vorlieben oder Abneigungen. Was für den einen Sehnen und Glück, ist für einen anderen Zwang und Unglück. Darum kann Dir auch niemand dabei helfen, Dir ein Leben zu erschaffen, welches ganz speziell und ganz individuell *Dein* Gleichgewicht herstellt und *Dich* glücklich macht und gesund erhält.

Dasselbe gilt für Dein geliebtes Tier. Wahrscheinlich kennt niemand Dein Tier besser, als das Herz, welches ihm liebend zugewandt ist - Du.

Darum wirst wahrscheinlich auch *Du* der Mensch sein, der am allerbesten weiß, welches Leben Deinem geliebten Tier am besten entspricht - seien es entsprechende Trainingsmethoden, eine entsprechende Lebens- und Freizeitgestaltung, ein entsprechender Umgang, entsprechende Heilbehandlungen, eine entsprechende, emotionale Stimmung, entsprechende Nähe, entsprechende Distanz und entsprechende Liebes-Bekundungen.

Die Grundlage eines jeden *Gleichgewichtes* in Deinem inneren und äußeren Leben - um es mit dem Wort zu benennen, mit dem die Heil-Praktik Gesundheit definiert - ist das Führen eines Lebens, *das Dir entspricht.*

Similia Similibus Corentur -
Ähnliches soll durch Ähnliches geheilt werden.

Nicht nur die gesamte Homöopathie, die Nosoden-Therapie und das weite Feld der Heilbehandlungen, funktionieren nach diesem Grundsatz. Ebenso sämtliche Impfungen - die zwar nicht ausnahmslos unbedenklich sind, jedoch Millionen von Menschen das Leben gerettet haben und die Lösung für ganze Epidemien und Seuchen dieser Welt waren. Die Natur, die Musik, das Sonnensystem und das Innerste eines jeden, kleinsten Teilchens, ja die gesamte Welt-Harmonik, finden sich in diesem einen, goldenen Schnitt; dieser einen, immer wiederkehrenden Harmonie; dieser einen, gewissen *Entsprechung*, die die Welt und seine Geschöpfe als harmonisch und damit heilend erleben.

Versuche, Deiner ganz individuellen und gleichzeitig kosmischen Harmonie Einzug in Dein Leben zu gewähren. Versuche, Dein inneres Sehnen und Wünschen so gut es geht mit Deinen äußeren Umständen in Einklang zu bringen und so zu gestalten, dass es Dir und Deinem geliebten Tier entspricht.

Versuche den Rahmen, der Deinem Leben gegeben ist und an dem Du nichts ändern kannst, anzunehmen. Und versuche, innerhalb dieses Rahmens all das, was Du ändern kannst, so zu gestalten, dass der Gesundheit von Dir und Deinem geliebten Tier nichts mehr im Wege steht und ihr ein Leben führen könnt, das *euch entspricht.*

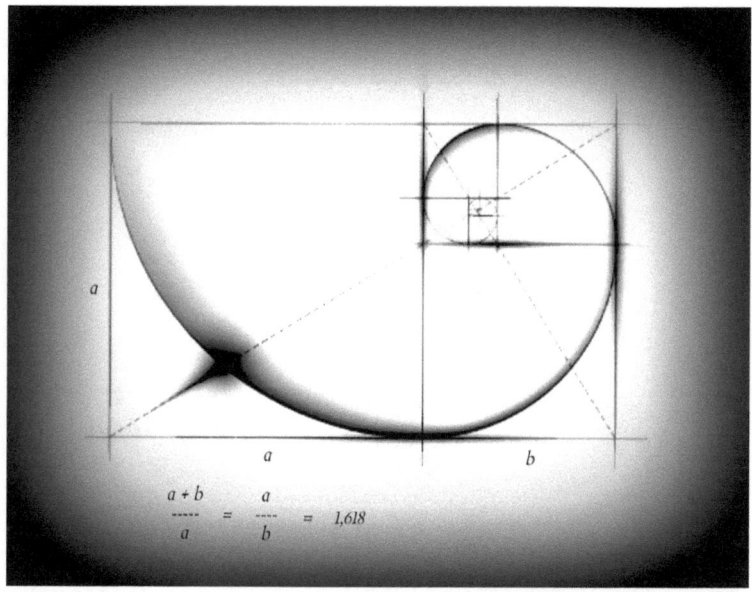

Der goldene Schnitt

Der goldene Schnitt bezeichnet das Verhältnis einer Strecke zu einer anderen. Das Verhältnis des Goldenen Schnitts ist nicht nur in Mathematik, Kunst oder Architektur von Bedeutung, sondern findet sich auch in der Natur, beispielsweise bei der Anordnung von Blättern und in Blütenständen mancher Pflanzen wieder.

Everything
is
connected

Das spektakulärste Beispiel für Verhältnisse des Goldenen Schnittes in der Natur findet sich bei der Anordnung von Blättern und in Blütenständen mancher Pflanzen. Bei diesen Pflanzen teilt der Winkel zwischen zwei aufeinanderfolgenden Blättern den Vollkreis von 360° im Verhältnis des Goldenen Schnittes, wenn die beiden Blattansätze durch eine Parallelverschiebung eines der Blätter entlang der Pflanzenachse zur Deckung gebracht wird. Es handelt sich um den Goldenen Winkel von etwa 137,5°.

Die daraus entstehenden Strukturen werden auch als selbstähnlich bezeichnet. Auf diese Weise findet sich ein Muster einer tieferen Strukturebene in höheren Ebenen wieder. Beispiele sind die Sonnenblume, Kohlarten, Kiefernnadeln an jungen Ästen, Zapfen, Agaven, viele Palmen- und Yuccaarten sowie die Blütenblätter der Rose, um nur einige zu nennen.

Quelle: Wikipedia - Goldener Schnitt
Siehe auch: Fibonacci-Folge

Die kinesiologische Testung

Was ist Kinesiologie?

Kinesiologie ist die Lehre des Wissens des Körpers. Klingt unverständlich?

Die in der Praxis erprobte und weitreichend angewandte Methode basiert auf der Theorie, dass unser Körper - also unsere Zellen - wissen. Sie wissen, was uns gut tut; sie wissen, was sie brauchen; sie wissen, was ihren Heilungsprozess unterstützen wird und was nicht. Erinnere Dich an den Placebo-Effekt: Unser Körper weiß nicht nur, *dass* eine Krankheit geheilt werden kann, sondern auch, *wie* sie geheilt werden kann.

Alles Wissen liegt im morphogenetischen Feld. Es liegt in den 99,99999999% Information und Energie, aus denen jede Zelle, alle Materie, einfach alles besteht, zu dem unsere Zellen auf innerster Ebene einen Zugang haben und das unserem Tagesbewusstsein nicht zugänglich ist. Wenn Du also nicht weiter weißt, dann frage Deinen Körper - sozusagen.

Es gibt einige Verfahren, die es uns erlauben, über bestimmte körperliche Reaktionen gewisse Themen abzufragen und auszutesten.

Ein Beispiel:

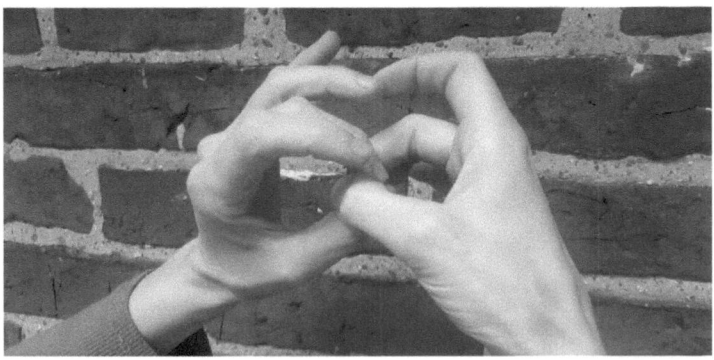

Bilde mit Deinem Daumen und Deinem Zeige- oder Mittelfinger einen Ring. *Stelle eine Frage, die mit ja oder nein zu beantworten ist,* und versuche ein Gefühl dafür zu entwickeln, wann Dein Körper auf eine Frage *'stark'* antwortet, und wann *'schwach'*.

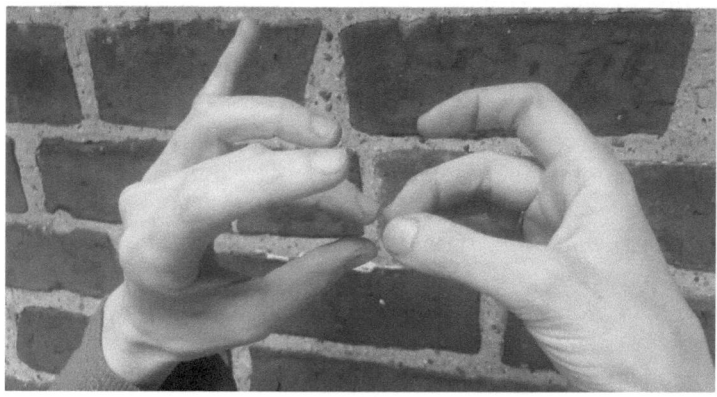

Spüre dazu nach der gestellten Frage, ob sich die Ringe leicht voneinander lösen, wenn Du sie gegeneinander führst. Oder ist die Verbindung beider Ringe so stark, dass die Ringe geschlossen bleiben und sich nicht voneinander lösen lassen?

In der Kinesiologie gibt es selbstverständlich weitere Verfahren, die über den Körper und das Zellbewusstsein Antworten geben. Dieser Test, der auf den Prinzipien der kinesiologischen Forschung beruht, ist jedoch sehr einfach und Du kannst ihn ganz leicht bei Dir zu Hause anwenden. Mit diesem Test kannst Du jede Ja-Nein-Frage abtesten - auch solche, die mit dem Körper, der Gesundheit, unterschiedlichen Heilbehandlungen, -methoden und -substanzen zu tun haben.

Probiere Dich aus. Teste aus, was Du und Dein geliebtes Tier brauchen und folge den Antworten. Denn Dein Körper - und das Universum - wissen.

Pendeln

Eine weitere Methode zum Abfragen von Ja-Nein-Fragen ist das Pendeln, das jeder kann und wozu niemand lange Kurse besuchen oder 'berufen' sein muss. Scheue Dich nicht davor! Pendeln ist keine Magie, sondern eine andere Methode der kinesiologischen Testung: *Dein Körper weiß.* Deine Zellen geben schon bei dem kleinsten Impuls einen Ausschlag, den Du in Deinem Dir zugänglichen Tagesbewusstsein nicht erfassen kannst.

Cleve Backster konnte messen und nachweisen, dass eine Pflanze emotional reagiert - mit Unruhe und erhöhter Spannung - als er für sich entschied, sie anzuzünden. *Allerdings nur, als die Pflanze an einen Lügendetektor angeschlossen war, der schon die minimalsten Veränderungen in der Oberflächenspannung der Zelle messen kann.* Wäre sie nicht an den Detektor angeschlossen gewesen, wäre es niemandem aufgefallen, dass die Pflanze reagiert hätte, ja - laut Detektor - geradezu in Panik war.

Das Pendel ist wie ein Detektor. Es ermöglicht Dir, Deinen eigenen Ausschlag, also Deine eigene, tiefste, innere Reaktion und veränderte Körperspannung zu Substanzen, Heilmethoden und Gegenständen, Nahrungsmitteln, Wirkstoffen - ja allem, was Du mit Ja oder Nein beantworten kannst - auszutesten und zu messen.

Bevor Du das Pendel nutzt, teste ab, wie es im Fall von *ja* und wie im Fall von *nein* ausschlägt. Nehme dazu das Pendel und formuliere ein ganz einfaches Statement, wie: Ich bin ein Mensch, oder: Ich lebe auf der Erde, oder: Mein Name ist ... .

Hast Du abgetestet, wie das Pendel 'funktioniert' - *in Wirklichkeit: Wie Du funktionierst* - dann nutze das Pendel, wann immer es Dir sinnvoll erscheint.

Ein Beispiel: Um auszutesten, ob ein Stein zu Dir passt und Deinem Energiefeld zuträglich ist, lege ihn Dir auf die Hand und halte mit der anderen Hand das Pendel darüber. Der Ausschlag des Pendels wird Dir Antwort geben. *Das selbe Prinzip kannst Du für alle denkbaren Substanzen anwenden.*

Eine Erfahrung aus meinem eigenen Leben:

Laut astrologischer Zuordnung - *vor denen ich hiermit jeden warnen möchte!!!* - passt der Stein 'Hämatit' zu mir. Ich setzte mir also jeden Abend Hämatit-Wasser an, indem ich einen Hämatit in ein Wasserglas tat und ihn über Nacht 'wirken' ließ. Das Wasser trank ich am darauffolgenden Morgen.

Zu dieser Zeit hatte ich große Probleme mit Kopfweh. Es war ein schrecklich durchdringender und beißender Schmerz, gegen den absolut nichts half - kein Handauflegen, keine Visualisation, keine Tees, keine Kräuter, nicht einmal die letzte Lösung: Tabletten. Nichts.

Auf der wundervollsten Esoterik-Messe, die ich je besucht habe, in Bregenz, Österreich, begegnete ich einem Steinverkäufer, der mich meinen Stein auspendeln ließ. Bei dem Hämatit zeigte das Pendel einen hohen Ausschlag des 'NEIN'. Das Pendel schrie mich förmlich an.

Sofort ließ ich das Hämatit-Wasser weg.

Sofort hörten meine Kopfschmerzen auf.

Dies ist ein Negativ-Beispiel dafür, wie tiefgreifend die Wirkung von Steinen sein kann und für das Wissen unseres eigenen Körpers, der die Antworten auf das, was Du brauchst und Dir gut tut, kennt. Vertraue Dir und Deinem Körper. Frage durch Deinen Körper die höhere Weisheit, das universelle Wissen, die 99,99999999%, die in Dir schwingen und mit allem verbunden sind - und die alle Antworten kennt.

Du kannst auch stellvertretend für Dein geliebtes Tier entsprechende Fragen austesten. Es ist allerdings ratsam, dass bei dieser Art der kinesiologischen Testung Dein geliebtes Tier anwesend ist, sonst läufst Du Gefahr, dass das Pendel nur das anzeigt, was *Du selbst* denkst und empfindest. Hierzu kannst Du zum Beispiel die Substanz über Dein geliebtes Tier halten oder auf es legen. Alle Antworten liegen im Feld eines jeden Lebewesens, direkt vor Dir. Du musst sie nur abrufen.

Alles, was Du brauchst, um 'richtig' zu handeln und 'richtige' Entscheidungen zu treffen, *liegt in Dir.*

Alles, was Du dafür tun musst, ist vertrauen.

Bombay 2005

Teil IV - Die andere Seite

Zu all den hier beschrieben Möglichkeiten, die Dir für Dich und Dein geliebtes Tier zur Verfügung stehen, neben all den Heilmethoden, die Du nun anwenden kannst, gibt es auch eine andere Seite - und zwar die Seite des vorherbestimmten Schicksals, an dem nichts und niemand etwas ändern kann.

Bei all dem, was Du tun kannst, gibt es immer auch die Möglichkeit, dass - trotz allem - am Ende der Straße kein Weg mehr weitergeht.

Wenn sich die Seele auf den Weg nach Hause macht, bedeutet das, dass ihre karmische Aufgabe hier abgeschlossen ist. Hat man das einmal verstanden, sollte man sie nicht aufhalten und es ihr schwer machen, weiterzugehen. Heilen kann nämlich auch bedeuten, den Prozess des Loslösens der Seele vom Körper liebend zu begleiten.

Heilung kann auch bedeuten, eine Seele gehen zu lassen und nicht länger festzuhalten, damit sich die Seele verabschieden kann, um sich auf ihre nächste Inkarnation vorzubereiten. Versteht man einmal, dass das Sterben ein Übergang in einen neuen Daseins-Zustand ist, und dieses Leben nicht das einzige ist, welches uns Lernaufgaben und Lösungsfindungen ermöglicht, dann wird schnell klar, dass eine Inkarnation irgendwann ihr ganz natürliches Ende finden *muss*. Dies zeigt sich in der Regel in Krankheitsprozessen, gegen die *'Du machtlos'* zu sein scheinst. Dies zeigt sich manchmal auch in Unfällen mit unabwendbarer Todesfolge. Dies zeigt sich immer dann, wenn *alle Mittel und Methoden zu versagen scheinen*, wenn *'nichts mehr nützt'*, wenn keine Therapie, keine Substanz, keine Heilbehandlung irgendeiner Art mehr anschlägt und die Seele - trotz aller noch so gut gemeinten Bemühungen, Hoffnungen und Wünschen - den Weg nach Hause antritt und unbeirrt weitergeht; ungeachtet dessen, was die 'Außenwelt' veranstaltet, um diese Seele am Gehen zu hindern.

Am Ende des Tages sind wir eben nicht Gott. Wir können das Leben nicht 'machen'. Wir können eben *nicht* eigenmächtig das Leben entscheiden, wenn es Zeit für eine Seele ist, zu gehen.

Wenn an anderer Stelle entschieden ist, dass die Zeit einer Seele abgelaufen ist und in neuen Welten neue Aufgaben auf sie warten, dann werden alle Versuche, das geliebte Tier oder den geliebten Nächsten am Leben zu erhalten und am Sterben zu hindern, scheitern.

Heilung bedeutet hier: Loslassen und der Seele erlauben, neue Aufgaben wahrzunehmen. Heilung bedeutet hier nicht: Festhalten. Ein Festhalten würde bedeuteten, die Seele daran zu hindern, ihre Reise fortzusetzen, die sie weiter auf ihrem vorbezeichneten Schicksalsweg geradewegs ihrem Karma und all den Herausforderungen zuträgt, die ihr bestimmt sind.

Der Schicksalsweg, der Wesen zum Erfahren bestimmt ist, dient dem größt-möglichen Wachstum der Seele. Das gilt sowohl für Dich, für Deinen geliebten Nächsten, als auch für Dein geliebtes Tier.

Eine Seele unter Zwang an den Körper zu binden, eine Seele mit Gewalt daran zu hindern, den Körper zu verlassen, heißt in solch einem Fall: *Der Heilung entgegenwirken* und ist keine Hilfe.

***

Denn so lang Du das nicht hast,
Dieses: Stirb und werde!
Bist Du nur ein trüber Gast
Auf der dunklen Erde.

Johann Wolfgang von Goethe
Stille Sehnsucht

***

Vorsicht vor dem Fall!

Du nimmst mit Deinem So-Sein Einfluss auf Deine Umwelt, Deinen Nächsten, Dein geliebtes Tier, Dein Leben. Wenn es unserem Tier schlecht geht, ist es ganz oft und schnell der Fall, dass es auch uns schlecht geht. In solch einer Situation musst Du sehr gut aufpassen, dass Du nicht in eine Abwärtsspirale gerätst: Dem Tier geht es schlecht, darum geht es Dir schlecht, woraus resultiert, dass es dem Tier noch schlechter geht, womit es Dir wieder schlechter geht usw. - In diesen Kreislauf solltest Du so gut es geht versuchen, ganz bewusst einzugreifen, um nicht in den Sog dieser Abwärtsspirale zu gelangen und um dort nicht - aus Versehen und wider besseren Wissens - hineinzurutschen, ohne es zu wollen. Am Ende beeinflusst ihr euch beide gegenseitig immer weiter negativ.

Gerade in solchen Momenten solltest Du ganz bewusst darauf achten, dass Du so wenig wie möglich mit der Frequenz des Leidens Deines Gegenübers in Resonanz gehst. Das hat nichts mit mangelnder Empathie zu tun. Mitgefühl ist eine Sache. Das Leiden des Anderen als das eigene Leiden zu bejahen, es in sich einzuladen und selbst am Ende zu leiden, ist eine ganz andere Sache.

Gerade in Zeiten des Leidens ist es für Dich wichtig darauf zu achten, eine hohe Schwingung in Dir zu festigen, um diese dann auf den anderen zu übertragen.

Gemeint ist hier nicht eine aufgesetzte Komik, der unechte Witz und die erzwungene 'gute Laune'. Gemeint ist hier nicht das Gesicht, das vor lauter Verstellung zur Fratze mutiert.

Sondern gemeint ist hier der tiefe Frieden der Seele, der unter anderem in der Stille gefunden werden kann; der Einklang mit dem großen, göttlichen Plan, der sich unter Umständen in der Gestalt des leidenden Geliebten zeigt, oder in Form jenes Schicksals, an dem wir zu scheitern drohen. *Wenn wir uns dagegen wehren.*

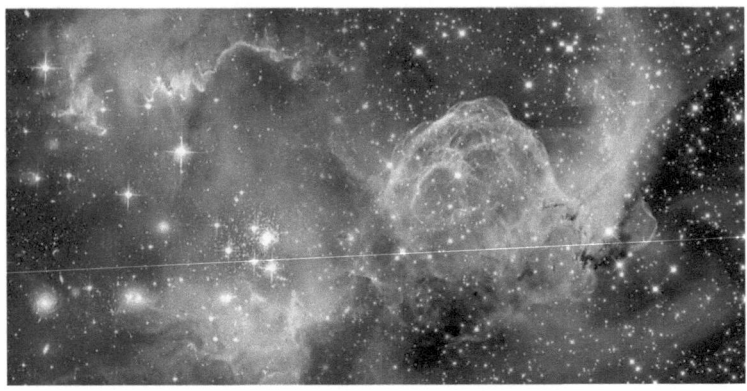

Bild: Hubble Weltraumhoroskop, pixabay.com

Versuche in Momenten der Krise und des Leides, so gut es Dir möglich ist, im Frieden zu bleiben und Einklang auszustrahlen. Sei *Du* der Mensch, der die von uns allen so gesuchte und ersehnte universelle Harmonie ausstrahlt, die immer Heilung und Ganzheit in sich trägt und die in Wirklichkeit die höchste Glückseligkeit ist, die es jemals geben wird

Im Einklang mit dem Universum zu sein, bedeutet eben auch, im Einklang mit dem Prozess des Stirb und Werde zu sein und sich diesem *nicht entgegenzustellen*. Die Gegenwehr gegen den natürlichen Kreislauf des Stirb und Werde allen Seins *kann nur Leiden nach sich ziehen*.

Der Tod ist ein Teil des Lebens. Er ermöglicht jedem lebenden Wesen die Erneuerung seines ganzen Seins und ist Teil des Kreislaufs der Gezeiten. Klopft er an die Tür Deines Lebens, um das geliebte Tier oder den geliebten Nächsten zu sich zu holen, dann lass ihn ein und mach der oh so geliebten Seele, die nun heimgeholt wird, das größte Geschenk, das Du ihr jemals machen können wirst: Schenke ihr Frieden; und Einklang; und Liebe. Wünsche ihr alles erdenkliche Glück.

Und lasse los.

Wie jede Blüte welkt und jede Jugend
dem Alter weicht, blüht jede Lebensstufe,
blüht jede Weisheit auch und jede Tugend
zu ihrer Zeit und darf nicht ewig dauern.
Es muss das Herz bei jedem Lebensrufe
bereit zum Abschied sein und Neubeginne,
um sich in Tapferkeit und ohne Trauern
in andre, neue Bindungen zu geben.
Und jedem Anfang wohnt ein Zauber inne,
der uns beschützt und der uns hilft, zu leben.
Wir sollen heiter Raum um Raum durchschreiten,
an keinem wie an einer Heimat hängen,
der Weltgeist will nicht fesseln uns und engen,
er will uns Stuf' um Stufe heben, weiten.
Kaum sind wir heimisch einem Lebenskreise
und traulich eingewohnt, so droht Erschlaffen,
nur wer bereit zu Aufbruch ist und Reise,
mag lähmender Gewöhnung sich entraffen.
Es wird vielleicht auch noch die Todesstunde
uns neuen Räumen jung entgegensenden,
des Lebens Ruf an uns wird niemals enden ...
Wohlan denn, Herz, nimm Abschied und gesunde!

Hermann Hesse
Stufen

Die Erlösung

Wir, als Tierliebende und *Guadians of the Animals*, als Hüter der Tiere oder eines speziellen Tieres, kennen den oft unvermeidbaren Augenblick, wenn das Schicksal mit schweren und durchdringenden Schlägen an die Tür unseres Lebens hämmert und die Seele unseres geliebten Tieres fordert. Wir sehen das geliebte Tier leiden, wissen, dass 'nichts mehr zu machen ist' und sind gezwungen, den letzten Weg - in diesem Falle meist zum Tierarzt - anzutreten. Um unser Geliebtes zu erlösen.

Für uns - anders, als für alle anderen Menschen, die keine Hüter der Tiere sind und sich nicht in dem Glück wähnen dürfen, von einem Tier geliebt zu werden und es zu lieben - bedeutet Heilung unter Umständen, Erlösung geschehen zu lassen. Erlösung von Schmerz; Erlösung von Quälerei; Erlösung von unabwendbarem Leiden.

So sehr, wie wir auch von der Liebe unserer Brüder und Schwestern - den Tieren - beschenkt werden, so fordert dieser eine Augenblick, in dem wir in all unserer Stärke gefordert sind, seinen Tribut für alle gemeinsam erlebten Momente in Hingabe und Einigkeit.

Ausgerechnet im Moment der höchsten Emotionalität und der tiefsten Getroffenheit sind wir als Mensch gefragt, Vernunft walten zu lassen und dementsprechend zu handeln, wenn wir vor der einen, alles entscheidenden Frage stehen: Verlängern wir das Leben, oder verlängern wir das Leiden?

Doch was für ein Glück, dass uns diese Möglichkeit gegeben ist: Unser geliebtes Tier von Schmerz und Leid zu erlösen und es nicht immer weiter und weiter und weiter in seinem Leiden ansehen zu müssen, das bald zur Quälerei werden kann - für Dein geliebtes Tier *und Dich*.

Hier bist Du - Mensch - gefordert und gefragt. Zögere nicht! Erweise Deinem geliebten Tier den letzten und vielleicht größten Dienst, den Du ihm erweisen kannst und zu dem Du verpflichtet - ja berufen - bist: Erlöse!

Es ist ein eigentümliches Schauspiel,
dass der Mensch, der das Aufhören jedes Lebens
um sich her als oberstes,
unerbittliches Gesetz der Vergänglichkeit kennt,
es für seine Person so schwer findet, sich zu fügen.
Der Gedanke dünkt ihn unerträglich,
dass diese ungeheure, subjektive Welt,
die er in sich trägt und die in dieser Gestalt
nur einmal lebt,
einfach weggewischt werden soll, unerträglich,
einfach am Wegesrand zusammenzusinken,
während die anderen weitergehen,
plaudernd, als wäre nichts geschehen.
Die Energie dieses Gefühls spottet jeder Logik.
So hat Gott in unserem Tode
ein Zeichen dafür aufgerichtet,
dass wir eben nur Menschen und keine Götter sind,
und dass selbst der promethische Mensch,
der im Sputnik die Räume des Kosmos durchmisst
und manchmal zum Hochgefühl einer Gottähnlichkeit
emporgerissen wird,
in einem kleinen Grabkämmerlein endet,
und dass die Tausende,
die seine Triumphstraße jubelnd umsäumten,
zurückbleiben müssen -
wenn er allein und ohne Gepäck
vor dem letzten Schlagbaum steht.

Dietrich von Bonhoeffer

Loslassen heilt

Auch wenn ein Leben noch so leidvoll, zu kurz, und der Tod so ungerechtfertigt erscheint: Weißt Du, ob nicht *genau dieses* Leben, mit *genau diesem* Schicksal und *genau diesem* Abschied und Tod Teil des großen, göttlichen Planes war, der nur im Gesamtzusammenhang verstanden werden kann und zu dem kein menschliches Wesen jemals vollends Zugang haben wird?

Dass wir alle miteinander verbunden sind, weißt Du. Dass unsere Seelen Einfluss aufeinander haben, Veränderungen im Denken und Fühlen, ja im Leben anderer bewirken, weißt Du ebenfalls. Doch Du weißt nicht, ob eine Seele mit einer spezifischen Leidensgeschichte, die es in das Leben eines anderen - in Dein Leben - bringt, der Flügelschlag des Schmetterlings ist, der irgendwann den Tsunami auslöst - sprich: Eine Entwicklung anstößt, die ohne das Zutun dieser Seele nie möglich gewesen wäre - für Dich - und damit für die ganze Welt.

Die Frage darf also niemals sein: Warum muss mein geliebtes Tier, mein geliebter Nächster, sterben? Sondern die Frage sollte immer sein: Welche Erkenntnisse werden mir aus dieser Erfahrung zuteil? Welche spirituellen Geschenke hält dieses Ereignis für mich bereit? Was kann ich hier lernen? Und in wie fern darf ich hier ein Stück weit mehr von der großen, alles erfüllenden Herrlichkeit kosten, die ich nur für winzig kleine Augenblicke hinter den Pforten des Todes erahnen kann, an die uns jeder Sterbende so nah heranführt, wie nichts sonst auf dieser Welt.

Der Tod ist keine Strafe; der Tod ist immer auch Erlösung. Erlaube Dir, in den großen Kreislauf einzutauchen und die allgegenwärtige, kosmische Harmonie in dem Moment zu spüren, in dem Du das Leben in all seinen Facetten annimmst - Geburt, Tod, Leben, Wiedergeburt.

Freue Dich auf Deine weitere Reise und gönne anderen die ihre. Jede Seele ist in ihren eigenen Kreislauf aller ihrer Leben eingebunden, genau wie Du. Alles Leben, auch das Leben Deines geliebten Tieres und Deines geliebten Nächsten, findet auf dem Hintergrund größerer Zusammenhänge und Erfahrungszyklen statt, als Du Dir jemals ausmalen kannst - genau wie das Deine.

So wünsche ich Dir das Bewusstsein, Teil der universellen Harmonie zu sein; und ich wünsche Dir den inneren Frieden, den dieses Bewusstsein jedem schenkt, der sich ihm öffnet.

Mögest Du Vertrauen in Deine heilenden Fähigkeiten finden und die Welt damit beschenken. Mögest Du Vertrauen in Deine Dir innewohnende, zeitlose Weisheit finden und möge sie Dir beistehen beim Beschreiten Deines weiteren Lebensweges und dem Durchleben Deiner Dir bevorstehenden Erfahrungen. Möge Deine Dir innewohnende Heilkraft Dich auf all Deinen Wegen behüten - ob als leuchtender Diamant im Licht, oder als strahlender Stern in der Dunkelheit, der Dir den Weg weist und Dich sicher führen wird. Und mögen Deine verborgenen Fähigkeiten, die Du nun nutzen und der Welt zur Verfügung stellen kannst, Dich beschützen und Dir und Deinen Geliebten dienen - zum höchsten Wohle von Dir und allen lebenden Wesen, die das große Glück haben, Dir begegnen zu dürfen und Deine einmalige Liebe zu erfahren.

Antonia Katharina Tessnow
Altes Jagdhaus
September 2019

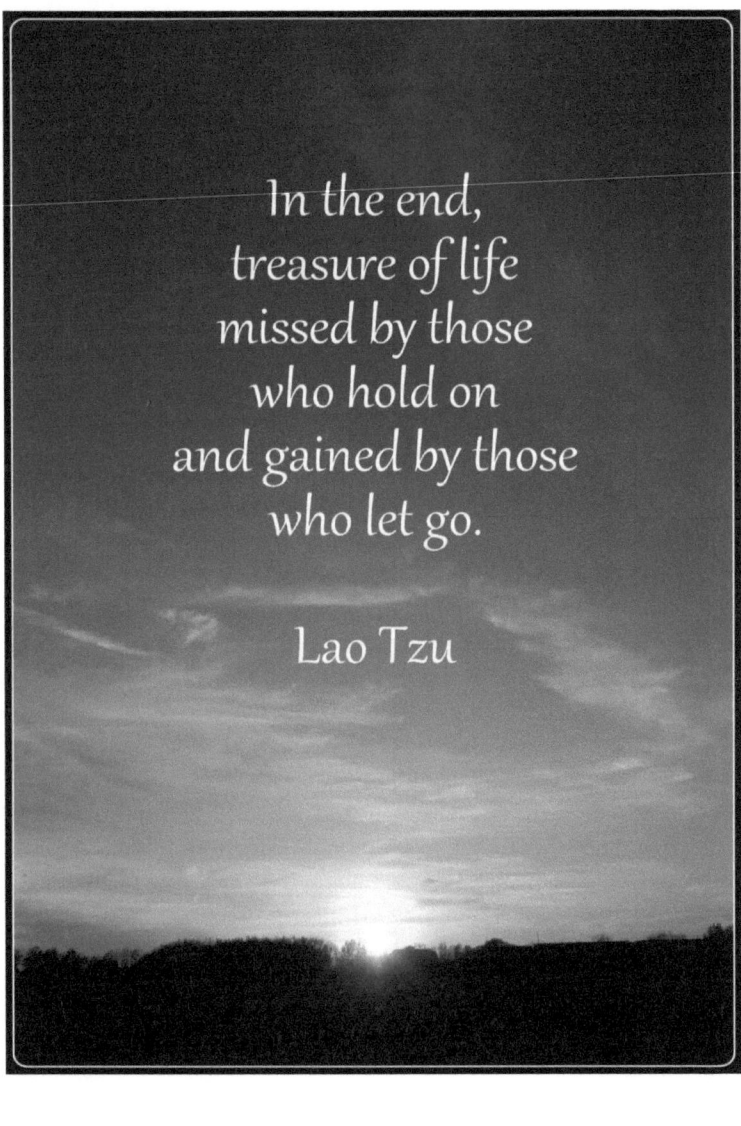

In the end,
treasure of life
missed by those
who hold on
and gained by those
who let go.

Lao Tzu

***

Am Ende
wird der Reichtum des Lebens
von jenen versäumt,
die festhalten
und von denen gewonnen,
die loslassen.

***

Mein Dank gilt vor allem meiner geliebten Fee, mit der ich gemeinsam, während des Schreibens dieses Buches, um das Überleben ihrer Babys gekämpft habe. Parallel zur Entstehung der einzelnen Kapitel, gaben sie und ihre viel zu kleinen Welpen mir die Möglichkeit, die hier beschrieben Heilbehandlungen unmittelbar anzuwenden - sowie erneut zu verstehen, dass *die andere Seite* ein Teil unseres Lebens ist und Loslassen tatsächlich heilt.

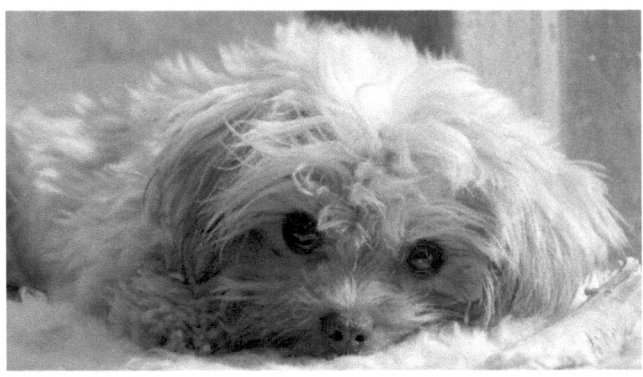

Weiterer Dank gilt meinem pummeligen Klärchen-Teddybärchen, die jede Minute bei mir war, beim Schreiben neben mir auf meinem Stuhl saß und jede Zeile überwachte, die ich verfasste.

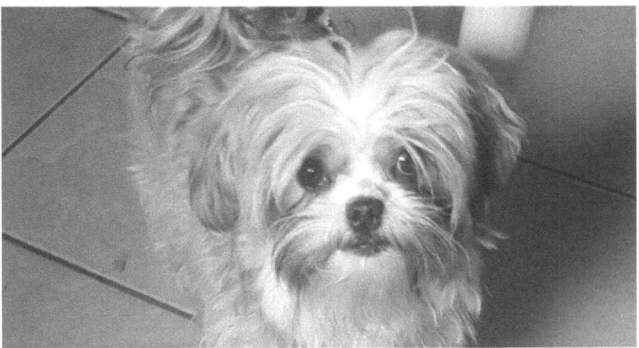

Und natürlich meiner geliebten Minimaus, die mit ihrer Anschmiegsamkeit Nacht für Nacht, dicht neben mir auf meinem Kopfkissen, nicht nur meinen Körper, sondern vor allem meine Seele wärmte, während mir und Fee der Erfolg im Überlebenskampf um ihre Babies versagt blieb und nichts und niemand verhindern konnte, dass einige von ihnen über die Regenbogenbrücke zurück nach Hause gingen.

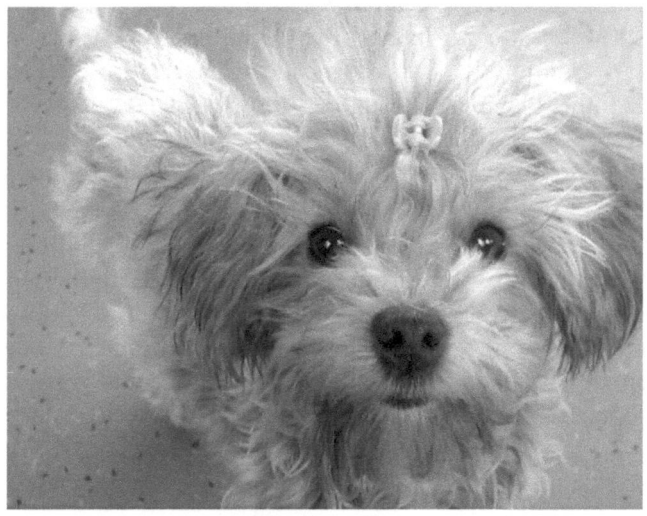

Und nicht zuletzt meiner lieben Freundin *Bettina Wild*, die mir mit ihrer seelischen Unterstützung während dieser Zeit und ihrer fachlichen Meinung zu dem Inhalt dieses Buches eine wertvolle Begleitung auf dem schmerzlichen Pfad war, der zur Vollendung dieses Buches - insbesondere der letzten Kapitel - geführt hat. Danke!

Einen unbeschreiblich großen Dank auch an mein Bolonka-Rudel, das mich mit seinem Liebreiz und seiner Unbeschwertheit immer wieder daran erinnerte, wie wichtig es ist, wirklich zu leben und das Leben täglich neu zu feiern. Trotz allem!

Zur Autorin:

Antonia Katharina, geboren 1975 in Berlin, absolvierte nach Beenden der Schule ihren Highschool-Abschluss in den USA. Nach einem einjährigen USA-Aufenthalt kehrte sie nach Deutschland zurück und arbeitete viele Jahre hauptberuflich als Berufsreiterin. Mit 22 wechselte sie in einen Sportstall nach Schleswig-Holstein, in dem sie sich auf die Dressur spezialisierte und Pferde aller Klassen trainierte und ausbildete. Mit 28 wechselte sie ins Berliner Olympiastadion und arbeitete dort 6 Jahre als Landesverbandstrainerin des modernen Fünfkampfes in der Disziplin Springreiten. Berufsbegleitend studierte sie Heilpraktik, Tierheilpraktik und ganzheitliche Psychologie und besuchte eine dreijährige Fortbildung am Institut für Emotionale Prozessarbeit.

Mitte 30 verließ sie den Reitsport, ging an eine Uniklinik nach Sri Lanka und erwarb dort ihre internationale Heilerlaubnis. Im Zuge außerordentlicher Leistungen wurden ihr Doktorate in Homöopathie und Akupunktur verliehen. Es folgten 3 Jahre, in denen sie zwischen Indien und den USA hin- und herpendelte, psychoenergetische Sitzungen leitete und sich weiterbildete.

Antonia Katharina Tessnow ist Doctor of Holistic Medicine und Psychology, hat sich umfassend mit alternativen Heilweisen befasst, wozu auch der therapeutische Einsatz von Musik gehört. Des weiteren besuchte sie Kurse von dem führenden Reinkarnationstherapeuten Trutz Hardo. Im Laufe ihres 3-Jährigen Indienaufenthaltes spezialisierte sie sich auf psychoenergetische und musikalische Heilarbeit, Reinkarnationstherapie und Pflanzenheilkunde.

Seit 2009 lebt sie wieder in Deutschland und widmet sich seitdem nicht nur ihrer künstlerischen, heilpraktischen und schriftstellerischen Arbeit, sondern setzt sich auch intensiv mit dem Thema Hunde auseinander - vorrangig der Rasse Bolonka Zwetna.

Neben dem Schreiben von Büchern und ihrer tierheilpraktischen und -therapeutischen Arbeit, die sie seitdem weiter vertiefte, absolvierte sie eine Zusatzausbildung zur

Hundefriseurin und besuchte diverse Weiterbildungen zum Thema Haltung, Zucht und Tierkunde.

Heute lebt Antonia Katharina am Rande eines Dorfes in Mecklenburg-Vorpommern und betreibt die kleine Rassehundezucht der 'Zarenhunde aus dem Alten Jagdhaus'.

Webseite der Autorin:

www.antonia-katharina.de

Webseite der Hundezucht 'aus dem Alten Jagdhaus':

www.bolonka-zucht.de

Webseite der Fotographie:

www.light-in-time.com

Webseite von Tattoo Spirit:

www.tattoo-spirit.com

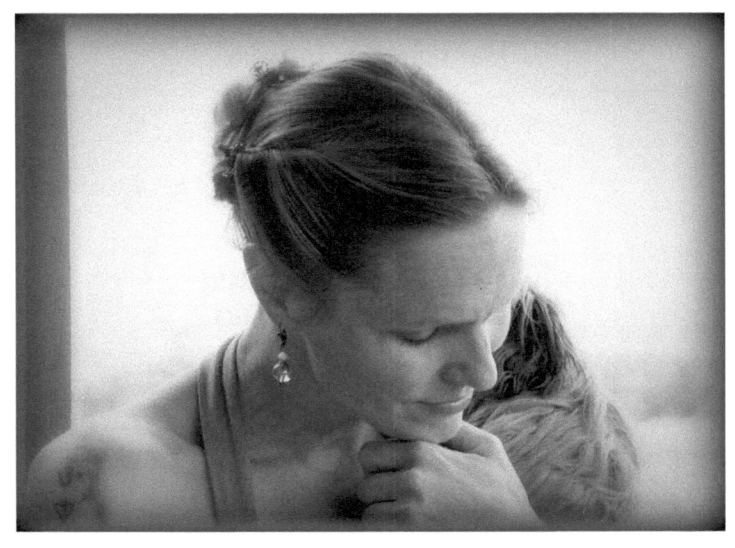

Die Autorin Antonia Katharina Tessnow

***

*Der Wunsch,
ein Tier zu halten,
entspringt einem uralten Grundmotiv:
Nämlich der Sehnsucht des Menschen
nach dem verlorenen Paradies.*

Konrad Lorenz

***

Die Botschaft der Tiere

Der Weg zurück zu uns selbst

Ein Wegweiser durch unsere Zeit

Es ist ganz und gar möglich, den Weg nach Hause zu finden. Wir brauchen nicht zu warten, bis wir diese Welt verlassen und zurück in unsere Seelenheimat gehen, um in den ewigen Gefilden Frieden und Liebe zu erleben. Wir können uns unser Zuhause, das Paradies, auch hier auf der Erde, auf diesem Planeten erschaffen. Es ist tatsächlich möglich, uns in ein neues, anderes Bewusstsein hineinzuentwickeln, von dem nicht nur die heiligen Schriften und die Erleuchteten im Laufe unserer Erdgeschichte berichtet haben, sondern von dem uns auch die Tiere erzählen, indem sie es uns Tag für Tag vorleben.

Wir Menschen können noch umkehren. Wir müssen diese Welt nicht zerstören. Es muss nicht alles so weitergehen wie bisher. Es ist möglich, den Weg zurück ins Paradies zu finden, doch können ihn uns nur diejenigen weisen, die ihn kennen.

Wenn wir den Tieren erlauben, uns den Weg zu weisen, werden wir ihn finden. Wenn wir ihre Botschaft ernstnehmen, sie verinnerlichen und versuchen, sie zu entschlüsseln, werden wir sie verstehen. Die Tiere haben das Paradies nie verlassen. Wer, wenn nicht sie, könnten uns diesen Weg weisen?

Kommunikation mit Tieren

ein Essay

Tierkommunikation ist keine Kunst, die nur wenigen Auserwählten vorbehalten ist, sondern eine Fähigkeit, die in jedem von uns schlummert und uns allen innewohnt. Es ist nichts, was man lernen muss, sondern es ist etwas, woran man sich erinnern kann, wenn man dafür bereit ist. Dieses kleine Büchlein beschreibt in kurzen, aufeinander aufbauenden Abschnitten die Kommunikation mit Tieren. Es soll dabei helfen, sich an seine ursprünglichen Fähigkeiten zu erinnern und sie wieder nutzbar zu machen; es soll ein Wegweiser sein und zeigen, dass jede Begegnung eine Aufgabe für uns bereit hält, für die es immer eine Lösung gibt und an der wir wachsen können. Alles hat einen Sinn und es lohnt sich, darauf zu vertrauen. Selbst wenn wir ihn manchmal nicht gleich verstehen.

Textauszug: 'Jede Kommunikation ist individuell. Jede Verbindung, jedes Karma einmalig. Manchmal sind die Tiere überhaupt erst dafür da, um dem Menschen die gefühlte, intuitive Wahrnehmung und Kommunikation zu erschließen. Es ist ein Gewinn für alle, wenn der Mensch beginnt, eine Verbindung zu seinem Tier und damit zu sich selbst herzustellen, sich seinen Themen und deren Botschaften zu öffnen und von ihnen zu lernen. Wenn du dazu bereit bist, das Tier in seiner Ganzheit zu erkennen und als gleich-wertig zu schätzen, wenn du dich auf dein Ganz-Sein einlässt und dem Tier genauso erlaubst, es selbst zu sein, wie es das Tier dir erlaubt, dann entsteht wahre Verbundenheit. Wenn du über die weit verbreiteten Trainingsmethoden der Dominanz und der autoritären Kontrolle hinauswächst und dich dem tieferen Sinn einer Begegnung zuwendest, wenn du versuchst zu erkennen, was dein Gegenüber dir beibringen will, dann beginnt die Kommunikation mit deinem Tier.

CD s von Antonia Katharina Tessnow ausschließlich erhältlich
über *amazon.com*

Bücher sind in jedem Buchhandel erhältlich

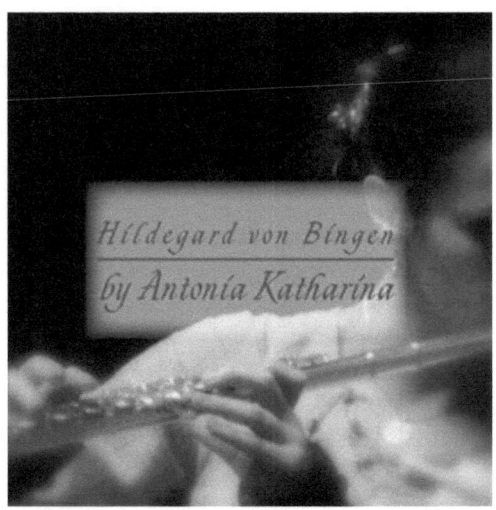

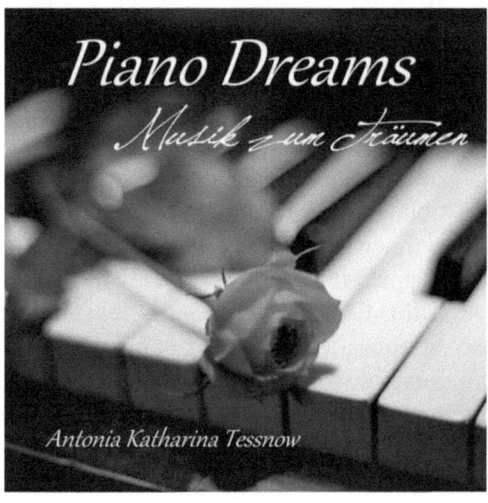

Einzelausgaben
der biblischen Bücher
im Großdruck

Warum Einzelausgaben der biblischen Bücher? Der Grund ist so einfach wie praktisch: Die Bibel hat auf Grund ihres vollen Umfangs, selbst bei großformatigen Ausgaben, zumeist eine sehr kleine Schrift und ist demnach entsprechend schwer zu lesen. Möchte man zudem die Bibel gerne mitnehmen, um unterwegs zu lesen, entscheidet man sich schnell dagegen, solch ein schweres Buch den ganzen Tag mit sich umherzutragen.

Einzelne Bücher der Bibel erlauben dagegen eine für die Augen angenehme Schriftgröße und erleichtern somit das Lesen erheblich. An Stelle eines umfangreichen, schweren Buches ist es nun möglich, einen Text Ihrer Wahl in leicht tragbarer Ausführung mitzunehmen. So kann die Bibel einfach unterwegs gelesen werden. Mit anderen Worten: Luther hat die Bibel zugänglich gemacht, diese Version macht sie mühelos lesbar.

Zudem eignen sich die einzelnen Bücher hervorragend als Einstieg in die Bibel sowie als Geschenk; nicht nur für Menschen, welche die biblische Heilsbotschaft bereits erreicht hat, sondern auch für alle, die sich noch nicht an die Heilige Schrift heranwagten oder sich von dem Gesamtumfang der Bibel möglicherweise überfordert fühlen.

Die Botschaft der Bibel kann eine große Hilfe und Stütze sein, Zuversicht schenken, Hoffnung machen und uns trösten, gerade in einer Zeit, in der wir des Trosts so sehr bedürfen.

Wer den Weg nach Hause sucht, der soll wissen, dass er offen steht. Dieser Weg wird in der Heiligen Schrift gewiesen. Mit der Entscheidung, sich für die Botschaft der Bibel zu öffnen und diesen Weg zu gehen, haben unzählige Menschen seit Jahrhunderten ihr Heil gefunden. Und das bis zum heutigen Tag.

Übersetzung nach Martin Luther, 1545

Schriftsatz, Layout, Formatierung:
Antonia Katharina Tessnow
www.antonia-katharina.de

Bolonka Zwetna

Von der Empfindsamkeit der Hundeseele
und der Liebe,
die sie schenkt

Dieser kleine Ratgeber soll nicht nur zum allgemeinen Verständnis der Beziehungen von Hunden zu uns Menschen beitragen, sondern vor allem den Menschen in seiner Seele berühren. Neben kurzen Überblicken über Rassestandard, Ernährung, Fellpflege und Haltung führt die Autorin den Leser in die facettenreiche Welt der Hundeseele, die voll tiefer Empfindsamkeit ist und niemanden unberührt lässt, der die Fähigkeit besitzt, zu fühlen.

Antonia Katharinas Liebe gilt seit jeher den Tieren. Viele Jahre war sie hauptberuflich in der Reiterei tätig bevor sie Heilpraktik, ganzheitliche Psychologie und Tierheilpraktik studierte. Seitdem widmet sie ihr Leben den Kleinhunderassen im Allgemeinen und dem Bolonka Zwetna im Speziellen. Neben ihrer schriftstellerischen, musischen und tierheilpraktischen Arbeit hat sie sich auf die Auftragsmalerei von Tierfotos spezialisiert und betreut ihre kleine Rassehundezucht der 'Zarenhunde aus dem Alten Jagdhaus'.

Madras

Zauber der Palmblätter

Die Palmblattbibliotheken: Tausende Jahre alt und bis heute ein ungelöstes Rätsel. Das Geheimnis dieses Ortes ist das Thema dieses Buches. Die Geschichte dreht sich um eines der größten Rätsel der Menschheit.
Eine Reise führte mich dort hin. Ich habe meine kleine Heimatstadt verlassen um der sagenumwobenen Legende auf den Grund zu gehen, die besagt, dass dort alle Lebensgeschichten aller Menschen niedergeschrieben sind; allerdings nur von denjenigen, die sich aufmachen, um danach zu suchen.
Eben das habe ich getan. Und dies ist es, was ich gefunden habe.

Dieses Buch liegt in deutscher und englischer Fassung vor.

Menschen, die dieses Buch gelesen haben:

"Ein interessantes Buch. Wer will, findet die Antwort auf die Frage: Wie viele Leben hat ein Mensch?"
Günther Prinz, Publizist, ehemaliger Chefredakteur der 'Bild', Deutschland

"Da steht also mein ganzes Leben auf einem Palmenblatt in Madras. Dieses Buch hat mein Verständnis von Raum und Zeit grundlegend verändert."
Fritz Bloomberg, Ex-Vizepräsident Burda Media, New York

"Ein außergewöhnliches Lesevergnügen, das meine Sicht auf die Welt verändert hat."
Gregor Tessnow, Schriftsteller und Drehbuchautor

CD s von Antonia Katharina Tessnow ausschließlich erhältlich
über *amazon.com*

Bücher sind in jedem Buchhandel erhältlich

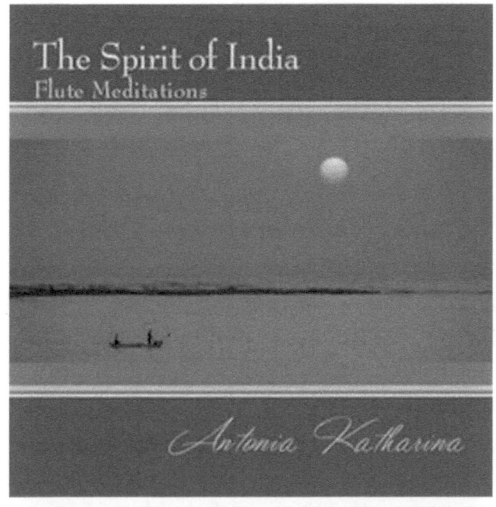

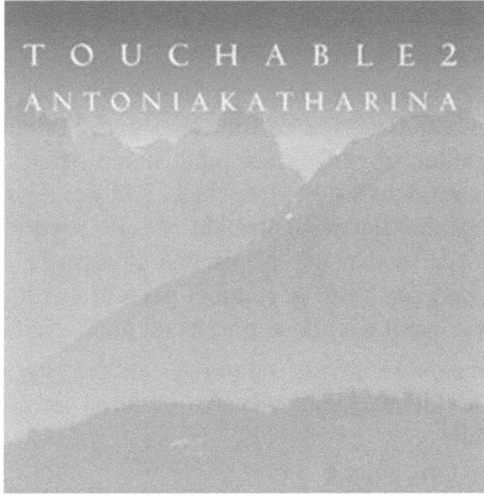

Der Hund -
Das unbekannte Wesen

Was Sie tun können,
damit Ihr Tier Sie liebt

Ein Leitfaden zur Eingewöhnung
des Hundes in ein neues Heim

Nach langjähriger Erfahrung als Hundezüchterin, Hundefriseurin, Youtuberin und Autorin sind mir viele Menschen und noch mehr Fragen begegnet, aus denen dieser Ratgeber entstand.

Nach bestem Wissen und Gewissen habe ich viele Antworten auf die mir begegneten Fragen sowie meine Erfahrungen und Erkenntnisse aufgeschrieben - *für Menschen wie Sie*. Für Menschen, die sich wagen, das große Abenteuer einzugehen, einer Hundeseele ihr Herz zu öffnen.

So hoffe ich inständig, dass ich Ihnen mit diesem Büchlein helfen kann, das Richtige zu tun, eine gute Fühlung zu Ihrem neuen Begleiter aufzunehmen und einen Beitrag zu mehr Verständnis zwischen der Menschen- und der Tierwelt leisten zu können. Meine tiefste Sehnsucht ist eine friedliche und tierliebende Welt, in der wir Menschen unserer Verantwortung den Tieren und der Natur gegenüber gerecht werden, die uns in diesem einen, wohl wichtigsten Leitsatz überliefert ist:

'Seid niemandem etwas schuldig, außer, dass ihr euch untereinander liebet. Denn wer den anderen liebt, der hat das Gesetz erfüllt.'

aus dem Römerbriefen 8, 13

CD s von Antonia Katharina Tessnow ausschließlich erhältlich über *amazon.com*

Bücher sind in jedem Buchhandel erhältlich

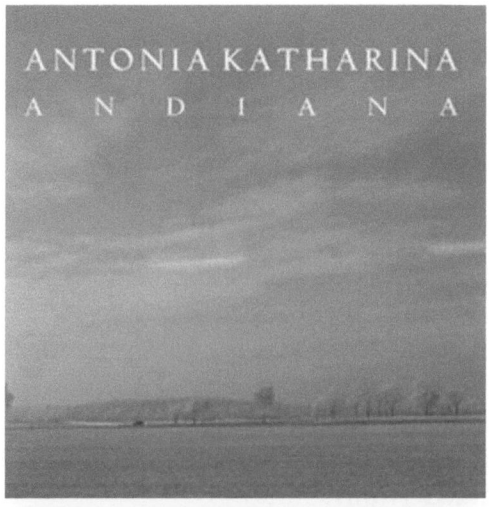

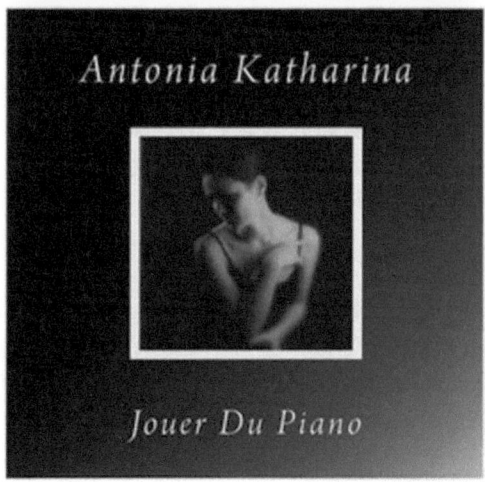

Celtic Spirit

Eine Reise in die Tiefen
zeitloser keltischer Weisheit

In den Kulturen aller Zeiten findet man Spuren von der ursprünglichen Verbundenheit zwischen Mensch, Welt und Universum. Nicht nur bei den Kelten, sondern überall schien der Geist des Einklanges in der einen oder anderen Weise wirksam zu sein. Das *Einssein mit Allem*, woraus auch der Keltische Spirit hervorging, schien in uriger Zeit auf der ganzen Welt präsent und Grundlage jeder Form der Wahrnehmung.

Möge 'The Celtic Spirit' eine Idee davon geben, wie man über das Erfühlen der Bäume eine Verbindung zum Leben herstellt, wie sich die einzelnen Bäume anfühlen, warum sie bestimmten Zeitabschnitten im Jahr zugeordnet wurden und was sie mit diesen unterschiedlichen Zeitqualitäten gemein haben.

Und möge dieses Büchlein Inspiration für all diejenigen sein, die sich nicht nur ein ganzheitlicheres Verständnis mit der Natur wünschen, sondern sich auch nach einer tieferen Verbundenheit mit dem Leben sehnen.

CD s von Antonia Katharina Tessnow ausschließlich erhältlich über *amazon.com*

Bücher sind in jedem Buchhandel erhältlich

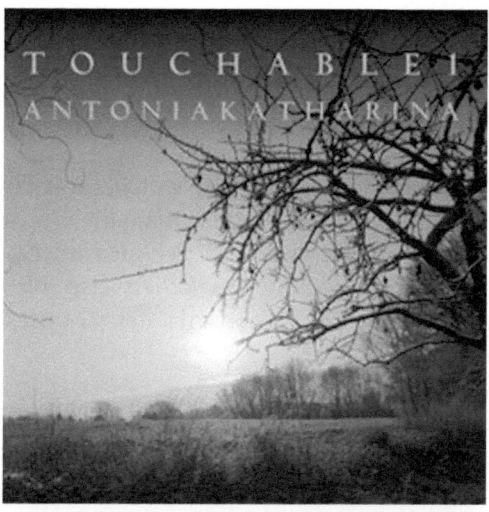

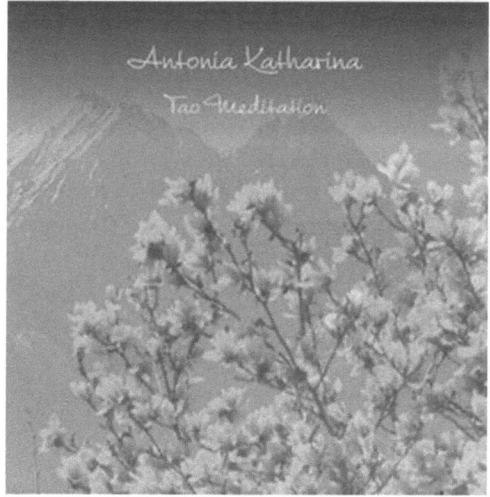

Weißt Du,
was Du mit Dir trägst?

Eine Entscheidungshilfe
für Tattoo und Motiv

Was für Wirkungen auf Dich und welche Auswirkungen auf Dein Leben kann eine Tätowierung haben? Wie weitreichend können Veränderungen, wie tief Seelenschmerzen sein, die eine unbedachte Tätowierung möglicherweise mit sich bringt? Wie wichtig sind die Auswahl des Motivs und des Tätowierers?

Antonia Katharina Tessnow ging durch die dunkle Erfahrung einer vorschnellen Entscheidung und obendrein eines schlecht gestochenen Tattoos. Fast zwei Jahre ihres Lebens kostete sie die Wiederherstellung ihres Armes, für den sie sich täglich schämte. Ihre Leidensgeschichte beschrieb sie in dem ersten Teil des Buches 'Tattoo - Laser - Cover Up - Wenn der Traum zum Albtraum wird'. Für alle, die hoffentlich nicht vor dem Lasern und Covern stehen, sondern vor der einmaligen Entscheidung zu einer neuen Tätowierung, veröffentlicht sie nun den erweiterten und überarbeiteten zweiten Teil und bietet damit allen Tattoo-Freudigen einen Ratgeber und eine Entscheidungshilfe.

‚Frage Dich, was Du mit Dir tragen willst, bevor Du Dir mit einer falschen Entscheidung eine Bürde auflastest, die Du zu tragen nicht vermagst.‘

Augen auf
beim Welpen- und Hundekauf

Wissenswerte Tipps aus der
Bolonka Zwetna Hundezucht aus dem Alten Jagdhaus

'Hätte ich es doch vorher besser gewusst' wird niemand mehr sagen können, der diesen kurzweiligen Ratgeber kennt. Er bietet Informationen zu den wichtigsten Themen, allen voran hilfreiche Fragen zu den Voraussetzungen, überhaupt einen Hund zu sich nehmen zu können, worauf beim Welpen- und Hundekauf zu achten ist sowie der Entscheidung zwischen Züchter oder Tierheim.

Weiterführend zu Themen wie Gesundheit, Krankheiten und entsprechenden Tests, Impfungen und möglichen Alternativen. Tipps zur Erstausstattung, zur Fellpflege, dem Zahnwechsel, Hundeschule - ja oder nein? Der Wichtigkeit von Papieren und der Zusammensetzung des Preises. Möge diese bündige Zusammenfassung wichtiger Erfahrungswerte Ihnen helfen, das Richtige zu tun.

***

'Wieder ein sinnvoller und inhaltsreicher Ratgeber der Autorin Antonia Katharina Tessnow. Jetzt wissen Sie alles - wirklich alles! - über Hunde.'

Günter Prinz, Publizist

'Wer überlegt, sich einen Hund zu kaufen, kommt an diesem Ratgeber nicht vorbei.'

Marc Betshire, Hundetrainer, Ausbilder und Coach

Winston

Ein Fohlen erblickt die Welt

Band I

Juna hofft noch immer, irgendwann einmal einen Platz im Leben zu finden, der sicher ist. Während die große Show für viel Aufregung sorgt, entwickelt sich das alte Gestüt, in all seiner Friedlichkeit, nach und nach zum unvergesslichen Ort ihrer Sehnsucht und in ihren stillen Augenblicken gibt es nichts, was ihr fehlt.

Die ehemalige Berufsreiterin Antonia Katharina Tessnow trainierte Dressurpferde aller Klassen, arbeitete 6 Jahre lang als Landesverbandstrainerin des Modernen Fünfkampfes im Berliner Olympiastadion, beritt die Verbandspferde und unterrichtete
die Disziplin Springreiten. Die Autorin, 1975 in West-Berlin geboren, sehnte sich ihre ganze Kindheit und Jugend nach einem Leben auf dem Land, weg vom Lärm der bedrängenden Stadt, die an der Mauer endete und die für sie, als junges Mädchen, unüberwindbar war.

Sie hat eine Pferdebuch-Trilogie geschaffen, die nicht nur tief berührend und authentisch ist, sondern all die Sehnsucht nach Sicherheit und Heimat widerspiegelt, die sie selbst als Jugendliche in sich trug. Winston ist nicht nur ein Buch für Pferdefreunde, sondern auch für all diejenigen, die sich gern von herzerweichenden und anrührenden Geschichten des Lebens mitreißen lassen.

"Die Autorin schrieb dieses Buch mit Sachverstand, Empathie und Fantasie. Die spannende Geschichte ist nicht nur etwas für eine Pferdebegeisterte, sondern auch für mich, als ehemaliger Bereiterlehrling und Gruppenleiterin eines Kinderheims."
Marie-Louise Ludwig

Winston

Die große Show

Band II

Juna hofft noch immer, irgendwann einmal einen Platz im Leben zu finden, der sicher ist. Während die große Show für viel Aufregung sorgt, entwickelt sich das alte Gestüt nach und nach zum unvergesslichen Ort ihrer Sehnsucht und in ihren stillen Augenblicken gibt es nichts, was ihr fehlt.

Die ehemalige Berufsreiterin und Landesverbandstrainerin des Modernen Fünfkampfes, Antonia Katharina Tessnow, ist 1975 in West-Berlin geboren. Sie sehnte sich ihre ganze Kindheit und Jugend nach einem Leben auf dem Land, weg vom Lärm der bedrängenden Stadt, die an der Mauer endete und die für sie, als junges Mädchen, unüberwindbar war.

Sie hat eine Pferdebuch-Trilogie geschaffen, die nicht nur tief berührend und authentisch ist, sondern all die Sehnsucht nach Sicherheit und Heimat widerspiegelt, die sie selbst einst in sich trug. Winston ist nicht nur ein Buch für Jugendliche, Pferdefreunde, Kenner und Liebhaber, sondern auch für alle, die sich gern von herzerweichenden und anrührenden Geschichten des Lebens mitreißen lassen.

'Beim Lesen fühle ich mich in die Reiterzeit meiner Jugend zurückversetzt und erlebe die Atmosphäre der Ställe, den Umgang mit den Pferden und das Flair des Reiterlebens wieder, als wäre ich dabei.'

Bettina Wild, Diensthundeführerin, Tierkommunikatorin und Leiterin des Projektes: Landschaftspflege mit Ziegen, Schafen und Alpakas.

Winston

Nichts ist unmöglich

Band III

Juna begreift immer mehr, dass es die Sicherheit, nach der sie sich sehnt, im Leben nicht geben kann. Alles kann in jedem Augenblick anders sein, als erwartet. Sie versteht, dass die Welt der Pferde auch andere Seiten hat und nicht jeder Mensch die Tiere so sehr liebt, wie sie. Wird sie das Schlimmste verhindern können? Steht ein Abschied bevor? Wird Winston überleben?

Antonia Katharina Tessnow, selbst ehemalige Berufsreiterin und Ausbilderin, führt heute eine kleine Hundezucht der Schoßhunderasse Bolonka Zwetna und hat ihr Leben vollends den Tieren verschrieben, die sie über alles liebt. Winston, ihr letztes langjähriges Berittpferd in der Landesreitschule am Berliner Olympiastadion, sein einmaliger Charakter und seine leidvolle Geschichte, spiegeln sich in der Winston-Trilogie wider.

'Winston lehrte mich mehr über Menschlichkeit, Charakterstärke und Unduldsamkeit gegenüber Lieblosigkeiten aller Art, als jedes andere Wesen, dem ich je begegnet bin. Möge er in diesen, nach ihm benannten Büchern weiterleben und möge die Botschaft seines Lebens nie verhallen.'
Antonia Katharina Tessnow

Winston

*Der große Sammelband
mit allen 3 Bänden*

Ein Fohlen erblickt die Welt

Die große Show

Nichts ist unmöglich

Stille Nacht, Heilige Nacht

Erinnerungen an einen Heiligen Abend
in den letzten Tagen des zweiten Weltkriegs

eine Kurzgeschichte

**Diese Geschichte
liegt in deutscher und Englischer Fassung vor.**

Über das Buch:

1943. Es ist Weihnachten. Schon damals schrieben Kinder Tagebücher, um die unfassbaren Erlebnisse, die in Worten kaum wiederzugeben sind, festzuhalten. Die ältere Schwester von Antonia Katharinas Mutter ist neun Jahre alt, als sie durch ihre kindlichen Augen die Ereignisse einer Nacht beschreibt, die tiefe Eindrücke hinterlassen und niemanden unberührt lassen. Eine wunderbare Erinnerung daran, in was für friedlichen Zeiten wir heute leben dürfen.

Über die Autorin:

Antonia Katharina Tessnow ist die Tochter einer ehemals ostpreußischen Familie, die nach dem ersten Weltkrieg nach Deutschland kam. Ihre Großeltern ließen sich in Berlin nieder, mussten jedoch aus der Stadt fliehen, nachdem ihr Wohnhaus im letzten Jahr des zweiten Weltkrieges zerbombt und komplett zerstört wurde. Viele Jahre später kehrten sie nach Berlin zurück. Obwohl Antonia Katharina dort geboren ist, fühlte sie sich in dieser Stadt jedoch nie heimisch. Heute lebt sie auf dem Lande am Rande der Mecklenburgischen Schweiz.

Sternenstaub am Horizont

oder

Breakable - Zerbrechlich

der Fall

zwischen Selbstwert und Zerstörung

'Es gibt Geschichten im Leben, die hätte man lieber nicht erlebt.' Diese Aussage trifft auf viele Ereignisse zu. Doch meist ist diese Aussage nur auf den ersten Blick wahr; schaut man tiefer und geht der Frage nach: *Was hat mir dieses Ereignis zu sagen?*, oder: *Was hat mich dieses Ereignis zu lehren?*, wird oft der tiefere Sinn einer Erfahrung offenbar.

Nicht nur die Geschichte, die in dem Roman **Breakable - Zerbrechlich** verarbeitet ist, war eine dieser Erfahrungen, sondern auch all das, was um den Roman herum geschah. Vordergründig ein Thriller, hintergründig eine wertvolle Lektion über Selbstwert und Zerstörung.

Was geschieht, wenn der Selbstwert fehlt? Welche Auswirkungen hat das Fehlen von rechtzeitig gesetzten Grenzen? Und wohin kann einen der Weg führen, wenn man entscheidende Lebensthemen hat lösen können?

Durch den Roman veranschaulicht die Autorin nicht nur diese Problematiken, sondern bietet im zweiten Teil eine psychoanalytische Draufsicht, Aussichten für Betroffene sowie Lösungsansätze. Ein unumgängliches Buch für jeden, der schon einmal an seinem Selbstwert zweifelte und hofft, einen soliden Weg zur eigenen, inneren Wertschätzung zu finden.

HAIR

Alles über alternative Haarpflege

HAIR - Alles über alternative Haarpflege, ist ein heilpraktisches Sachbuch. Es gibt in den einleitenden Kapiteln einen Überblick über die Inhaltsstoffe in herkömmlichen Shampoos und Duschgels und wie schädlich synthetisch hergestellte Chemikalien in der täglichen Anwendung auf Haut und Haaren sind. Des weiteren wird auf die Langzeitschäden eingegangen, die sich durch den dauerhaften und wiederholten Kontakt mit diesen Chemikalien ergeben können.

Der Hauptteil des Buches zeigt Alternativen zu herkömmlichen Produkten auf, die leicht umzusetzen und anzuwenden sind. Es wird auf komplizierte Anwendungstechniken verzichtet und ganz gezielt die Einfachheit der Methoden betont und in den jeweiligen Anwendungsbeschreibungen dargelegt. Alle alternativen Methoden zur Haut- und Haarreinigung sind von mir persönlich im Selbstversuch getestet, für jeden Interessierten leicht nachvollziehbar und die entsprechenden reinigenden Substanzen leicht erhältlich.
Im letzten Teil des Buches wird auf die Lebensweise, die Ernährung, Öle, Haarbürsten und Tipps und Tricks eingegangen, die langfristig und nachhaltig für gesunde und volle Haare sowie für gesunde, vitale und frische Haut sorgen.

Ziel dieses Buches ist es, das Bewusstsein für den Umgang mit unserem Körper, unserer Umwelt und damit unserer Gesundheit zu schärfen.

CD s von Antonia Katharina Tessnow ausschließlich erhältlich
über *amazon.com*

Bücher sind in jedem Buchhandel erhältlich

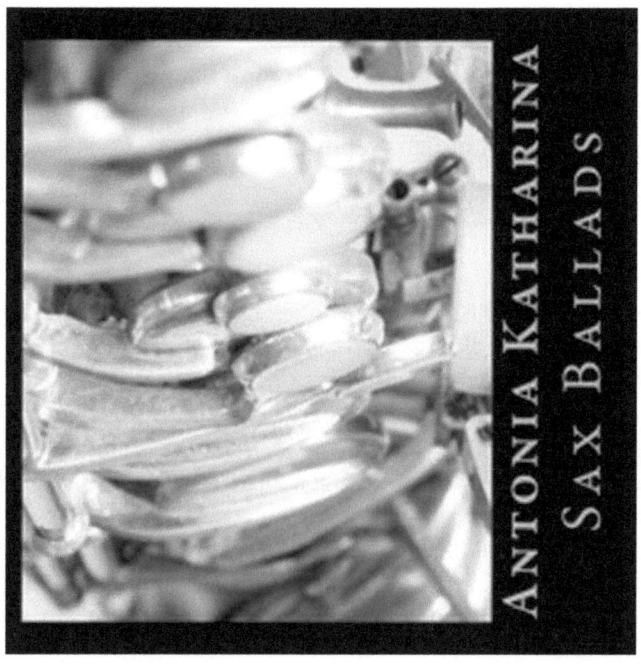

Breakable - Zerbrechlich

Der Skandalroman aus Mecklenburg

Dieser Psychokrimi hat in der Region, in der es erschien, für so viel Wirbel gesorgt, dass sogar die Presse in die Geschichte eingestiegen ist. Anfeindungen, Intrigen und Klagen finden nicht nur im, sondern fanden auch um das Buch herum statt. Näheres ist einzulesen auf dem Blog

breakablezerbrechlich.wordpress.com

Klappentext:

Eine Frau aus der Stadt. Ein kleines Dorf. Eine alte Köhlerkate, traumhafte Umgebung und idyllische Umgebung. Nicolas Leben könnte nicht friedlicher sein. Eines Tages begegnet sie einem Bauern aus der Nachbarschaft. Es ist Liebe auf den ersten Blick. Als diese von dem Mann mit der unverwechselbaren Stimme auch noch erwidert wird, scheint ihre Welt perfekt.
Doch Nicolas Glück ist nur von kurzer Dauer. Trug und Lüge lauern hinter jeder Ecke. Gerade als sie beginnt, das Ausmaß des Bösen zu entdecken, tun sich Abgründe auf, in die sie niemals hätte schauen dürfen.

Nach einer wahren Begebenheit.

'In ihrem spannenden Roman voller überraschender Volten und psychologischer Abgründe begegnet der Leser Figuren, die er seit Langem zu kennen glaubt.'

Henrik Leschonski, Lektor

Nichts geschieht umsonst auf dieser Welt

der Fall

Breakable - Zerbrechlich

die Anhänge

Zwar gilt schon der Roman *Breakable - Zerbrechlich* als psychologisches Lehrstück, doch erst die Anhänge machen die ganze Bedeutungstiefe der Geschichte erfahrbar. Wie wichtig Selbstwert für das eigene Leben ist wird kaum irgendwo deutlicher als im Buch Breakable. Wie wichtig die Liebe zum eigenen Leben und zu sich selbst ist, kaum irgendwo nachvollziehbarer als in diesem Buch.

Antonia Katharina Tessnow gibt mit den Anhängen nicht nur Einblicke in die Hintergründe, sondern offenbart auch die psycho-logischen Zusammenhänge zwischen fehlendem Selbstwert und der daraus resultierenden Zerstörung des eigenen Lebens. Warum erlauben wir anderen das permanente überschreiten unserer Grenzen? Und warum ist es lebenswichtig, unsere Grenzen zu wahren, den eigenen Wert zu erkennen und unser Potential zu entfalten?

Nichts geschieht umsonst auf dieser Welt eröffnet ganz neue Perspektiven, zeichnet Lösungswege und gibt Hoffnung. *'Liebe deinen Nächsten **wie dich selbst'*** bleibt somit kein leerer Satz, sondern wird zur gelebten Realität, sobald Deine Liebe nicht mehr nur die anderen, sondern auch Dich selbst meint.

Tattoo – Laser – Cover Up

Wenn der Traum zum Albtraum wird

Sowohl das Tätowieren als auch das Lasern ist nicht nur ein Eingriff in deinen Körper, sondern auch in deine Persönlichkeit und dem daran gekoppelten Gefühl, dir selbst gegenüber. Tätowieren verändert einen Menschen; mitunter hat diese Veränderung weitreichende Folgen und hinterlässt tiefe Spuren in deiner Seele. Festzustellen, dass dir das langersehnte Tattoo nicht gefällt oder gar misslungen ist, ist zudem eine schmerzliche Erfahrung, für die es wenig Helfende und Mitfühlende gibt.

Dieses Büchlein soll nicht nur eine Hilfestellung für Betroffene sein, sondern auch die Gedanken derer anregen, die mit der Idee spielen, sich unter die Nadel zu legen. Nicht nur meine eigenen Erfahrungen rund um das Thema Tattoo – Laser – Cover Up sind hier offengelegt, sondern es wurde auch ein Blick in all die Seelenschmerzen und inneren Qualen gewährt, die mit solchen Erfahrungen verbunden sind.

Jede Krise enthält eine Chance, weswegen die Chinesen dafür ein und dasselbe Wort verwenden. Die Chancen dieser Krise sind die daraus entsprungenen, weiterführenden und sehr hilfreichen Gedanken sowie all die wichtigen Überlegungen zum Tätowieren allgemein, die dir hoffentlich helfen mögen und die du unbedingt anstellen solltest, *bevor* du eine Entscheidung triffst, die dich in jedem Fall für dein Leben zeichnen wird.

Kelten Kalender

Terminplaner
mit Baumkreis und Mondstand

jedes Jahr neu!

Das Keltentum ist seit jeher Quelle geistiger und seelischer Inspiration. Jeder, der sich zu der Geschichte, den Philosophien und der Lebensweise unserer Urahnen hingezogen fühlt, spürt in sich meist auch eine tiefe Verbundenheit mit der Natur. Immer mehr Menschen spüren eine große Sehnsucht nach eben dieser Verbundenheit, die über die Jahrhunderte hinweg, durch Überlagerung moderner Glaubenssätze, verloren ging.

Dieser Kalender soll dazu beitragen, dass das wunderbare Gefühl der Naturverbundenheit wieder zum Leben erwacht und sich weiter vertieft. Aus diesem Grund wird hier auf die alten keltischen Feiertage und den keltischen Baumkreis zurückgegriffen und damit auf uraltes Wissen, das aus einer Zeit hervorging, in der sich die Menschen noch als einen Teil der Natur wahrnahmen. Möge dieser Kalender ein wenig von dem alten, geheimnisvollen Wissen unserer Urahnen wachrufen und in unsere Erinnerung zurückholen; und wir damit in der Lage sein, das ursprüngliche Wissen unserer Vorväter, der Kelten, anzuzapfen.

Bolonka Zwetna Kalender

Terminplaner

Jedes Jahr aktuell!

Jeder Mensch, der sich Hunden verbunden fühlt, spürt in sich meist auch eine tiefe Verbindung zur Natur, denn die Vierbeiner tragen einen großen Teil dazu bei, dass wir Hundemenschen uns viel draußen aufhalten, dem Wind und Wetter trotzen und auch unter widrigsten Umständen das Haus verlassen.

Dieser Kalender soll dazu beitragen, dass sich das wunderbare Gefühl der Naturverbundenheit noch weiter vertieft. Aus diesem Grunde wird hier nicht nur auf die neu-christlichen, sondern auch auf die alten, keltischen Feiertage zurückgegriffen und damit auf uraltes Wissen, das aus einer Zeit hervorging, in der sich die Menschen noch als ein Teil der Natur wahrnahmen.

Des Weiteren sind die Mondstände in den einzelnen Zeichen angegeben, die Sonnenzeichen, d.h. die Sternzeichen, vermerkt und 12 kleine Themen umrissen. Es ist jeweils der genaue Tag des Übertritts der Sonne in das neue Zeichen angegeben, wie er in den Sternzeitberechnungen angegeben ist und der von Jahr zu Jahr ein klein wenig variieren kann.

Möge dieser Kalender jedem Hundebegeisterten ein paar neue Einblicke geben, sowohl in den praktischen Umgang mit dem Hund, als auch in die Seele dieser wundervollen Wesen, die ein jedes Leben um ein vielfaches bereichern.

Bildkalender

Jeder Kalender ist jeweils als Tischkalender
und in den Größen
DIN A4, DIN A3 und DIN A2 erhältlich

Bolonka Zwetna Wandkalender

Die kleinen Bolonka Zwetna, auch Zarenhunde genannt, erfreuen sich immer größerer Beliebtheit. Nun gibt es neben Büchern, kleinen Ratgebern und Terminplanern endlich auch einen Bildkalender, auf den schon so viele Bolonka-Fans gewartet haben.

Bolonka Zwetna Baby-Kalender

Neben den beiden Bolonka Zwetna Bildkalendern und den informativen und liebevoll gestalteten Terminplanern, vervollständigt Antonia Katharina Tessnow ihr Repertoire nun mit einem Bolonka Babykalender. Der Kalender ist ebenso liebevoll, bezaubernd und anrührend gestaltet, wie ihre vorhergehenden Publikationen, womit sie ganz ihrem Stil treu bleibt.

Impressionen aus Indien

Seit je her Faszination, Anziehung und Mystik in der reinsten Form. Ob die Schönheit der Landschaft, die geheimnisvollen Zeichen an historischen Bauwerken oder die uralte, herausragende Architektur des Landes - ein paar Blicke lohnen sich; die Eindrücke, die sie im Herzen hinterlassen, bleiben. Für immer.

Momente der Vergänglichkeit

Manche Momente möchte man gern festhalten, einige Augenblicke nie loslassen und für immer in unser Gedächtnis einbrennen. Dieser Kalender ist eine Sammlung wundervoller, feuriger und mystischer Momente, wie sie das Jahr uns schenkt.

Teltow, Abseits der Straßen

Teltow ist nicht nur ein Ort von Kunst und Kultur, moderner Innovationen und außergewöhnlichen Veranstaltungen; Teltow ist mehr! Dort, wo der Lärm aufhört und die Stille einkehrt, tun sich malerische Landschaften auf, die - je nach Tageszeit - in stimmungsvolles Licht getaucht, den Betrachter jedes Mal aufs Neue in seinen Bann ziehen.

Natur-Paradies Mecklenburgische Schweiz

Die Nostalgie der vorpommernschen Landstriche, die immer ein wenig Sehnsucht weckt, spiegelt sich ganz besonders in der Mecklenburgischen Schweiz, von der gesagt wird, es sei eines der letzten Paradiese unserer Zeit. Hier gibt es sie noch: die unberührte Natur und die ursprünglichen Landschaften, über denen der Himmel endlos erscheint.

Astro Kalender

Terminplaner mit

Planetenumlaufbahnen, Mondstände und Blanko-Chart
für das eigene Horoskop

jedes Jahr neu!

Der Astro-Kalender dient als Wegweiser durch das Jahr und spricht nicht nur Astrologen, sondern auch alle Naturverbundenen an, die zu den Gezeiten und dem Umlauf der Gestirne eine Verbindung spüren. Somit dient dieser Kalender sowohl Hobby-, als auch professionellen Astrologen, die in ihrer Arbeit auf die Planetenstände und Sternzeitberechnungen der Ephemeriden zugreifen, als Leitfaden durch das Jahr. Zu Beginn ist ein Blanko-Radix eingefügt, um die persönlichen Sternstände oder ein entsprechendes Wunsch-Horoskop eintragen zu können. Weiterführend sind die Verläufe der einzelnen Planeten graphisch dargestellt und somit visuell auf einen Blick einsehbar. Zudem sind vor jedem Monat die entsprechenden Ephemeriden gelistet, sodass man den astronomischen Jahresverlauf immer bei sich hat. Der Übertritt der Sonne sowie des Mondes in die einzelnen Zeichen ist direkt an den entsprechenden Tagen im Kalender eingetragen. Möge dieser Kalender Hilfe und Erleichterung sein und all jenen nützen, die rund ums Jahr die planetarischen Einflüsse, denen wir unterworfen sind, im Blick haben möchten, um ihr Gespür auf diese Weise noch mehr zu verfeinern suchen und bisher auf umständliche Methoden der Sternzeitberechnungen zurückgreifen mussten.